薬の9割はやめられる

日本初「薬やめる科」の医師が教える

松田医院 和漢堂院長 松田史彦

松田医院和漢堂
「薬やめる科」養生十訓

一、薬は毒と心得よ。
二、薬（＝毒）が必要な事もある。上手に使うべし。
三、薬が病気をつくる事もある。恐れずやめてみるべし。
四、薬に使われるな。薬をうまく使え。
五、医者は単なる助言者である。患者は自らも考えるべし。
六、ネット、マスコミ、医者から与えられた情報を鵜呑みにせぬこと。
七、心と体の毒を出し、自らの治癒力を信じるべし。
八、心の毒は自らの心の言葉でつくられる。
九、健康は体の栄養と心の栄養でつくられる。
十、「病は気から」を肝に銘じるべし。

はじめに——薬と体調の悪化、負の連鎖に歯止めを！

　いまから6年ほど前のこと。熊本県熊本市で松田医院和漢堂の院長を務める私は、日本……いや世界で初めて「薬やめる科」を開設しました。

　それは、昼下がりの診療室で一人、ぼんやりと考え事をしていたときのことです。

「あの患者さんのうつ病は、どうしてなかなか良くならないいんだろう」

「子どものころからアトピーに苦しめられているあの患者さんは、どうしてなかなか治らないいんだろう」

　頭をよぎるのは、現在の治療に行き詰まっている方、一生懸命治療しているのに効果が上がらない方のことばかり。そのときにふと思ったのです。

「薬をたくさん飲んでいるせいかもしれない。薬が治療にジャマなんじゃないかな。よし、もう薬をやめるか……薬やめる科！」

それがすべての始まり。以来、過剰な薬の減薬、断薬をサポートしながら、漢方をはじめとする代替医療を併用し、患者さんに真の健康を取り戻していただくための取り組みを続けています。

では、病気を治すはずの薬が、なぜ治療の妨げになるのでしょうか。

一番大きいのは、ほとんどの薬が自然界にも、私たちの体にもともと存在しない化合物であるため、そもそも人間の生体に馴染《なじ》むわけはないことです。つまり、あらゆる薬は基本的には毒なのです、しかしその毒がどうしても必要な事もあるのです。それを上手に使っていくのが医師と患者の共同作業ではないかと思うのです。

ですから、私はなにもすべての薬を否定しているわけではありません。薬は必要なときは絶対必要です。たとえば緊急時には、激しい痛みや苦痛を抑えるために、薬が必要とされる場合はあります。劇的な効果が得られることも多いので、そういうときに一時的に薬を飲むのはＯＫです。というより、飲まなければいけません。

しかし慢性的な不調、ちょっとした不調であるならば、わざわざ生体に馴染まない薬を長期間飲むのはちょっと考えたほうが良いと思います。薬の作用は目的の所だけでなく全身の細胞におよぶので、別の不調を来す危険があるのです。

また、多剤投与の問題もあります。薬に効き目がないために、薬の種類と量をどんどん増やしていくことは、副作用という名の新しい病気をつくるだけなのです。これを健康回復の妨げと言わずして何と言うのでしょう。とは言いつつも、私は無理に薬をやめさせることは決してしません。薬を飲む、飲まないはご本人に選択する権利があるからです。ただ、飲む飲まないの選択をする情報が足りないのです。薬に肯定的な意見もあります、それを聞いたうえで、さらに副作用など否定的意見も聞き、最終的に自分で決断してほしいのです。医師は単なるアドバイザーなのです。これまで、薬に対する否定的な情報が少な過ぎたと私は感じています。

もっとも、多くの人がすでに「薬は毒だ」と気づいているはず。日本の医療が「薬漬け医療」と言われて久しいし、現実に「薬を飲んでも、ちっとも体調が良くならない」ことを体験的に知っているのですから。

それでも薬をやめられないのは、「やめたら、大変なことになる。死んじゃうかもしれない」と心配する気持ち、つまり恐怖感があるからだと思います。

そんな思いこみはもうなくしてしまいましょう。「薬をやめないと、大変なことになる」というのが真実。そこに目を向け、「薬を減らす、薬をやめる」という選択肢と向き合っていただきたい。もとより薬が悪いのではありません、使い方がおかしいだけです。適切に使えば薬はもっと減らせます。

本書では、私が数多くの患者さんを診てきた〝現場経験〟に基づき、必要のない薬にはどんなものがあるか、体調を悪化させる薬をどのように減薬・断薬していけばよいか、薬の服用を含めた日常生活のなかで、体内に溜《た》まった毒を排出するにはどうすればよいかなどを述べていきたいと思います。

ちなみに私は、医師人生を麻酔科医としてスタート。6年後に父の病院を継ごうと内科に転科し、副作用が出ていると気づかずに延々と薬を飲み続ける患者さんを数多く診てきました。そのなかで「真の医療とは何なのか」を考えるようになり、20年以上前に漢方の勉強を始めました。その後も診療の傍ら、より効果的な療法を求めて、さまざまな代替療法を学び、実践してきました。いまなお勉強中ではありますが、「薬を飲まずに体調を改善する」ための〝持ち駒〟を豊富に有していると自負しています。

思えば、「薬やめる科」を立ち上げてから、私は信じられないスピードで多くのすばらしい医師や治療家の方々と出会いました。体と心、さらには魂の健康を取り戻し、明るい笑顔になれる手段をたくさん学ばせていただいたのです。

みなさんにもぜひ、そのすばらしさを知っていただきたい気持ちでいっぱいです。

本書は、「このまま薬漬けで本当に良いのか」を問う本でもありますが、さらに「真の健康を手に入れるためには、心や意識の重要性にも目を向けていただきたい」と願う本でもあります。本書がみなさまの健康を手に入れるきっかけになればと願っています。

２０１８年４月

松田医院 和漢堂院長　松田史彦

『日本初「薬やめる科」の医師が教える
薬の9割はやめられる』もくじ

2章 その薬はいますぐやめられる
——薬の副作用こそが問題

5章　自分でできる「薬やめる科」
――薬いらずの気持ちいい暮らし方

装　　幀　　　轡田昭彦
装　　画　　　SPRING STUDIO/amanaimages
本文イラスト　堀江篤史
図表作成　　　山咲サトル
本文デザイン　キャップス
編集協力　　　千葉潤子

1 章

薬が病気をつくる

――薬を飲む前に知っておきたいこと

その薬、本当に必要？

病院で薬をもらうのは当たり前？

病院に行ったとき、もし医師が薬を処方せずに「しばらく様子を見ましょう」と言ったら、あなたはどう思いますか？

たいていの患者さんは、とても驚きます。と同時に、ものすごく不安になります。なかには、医師に「そんなことを言わずに、何か薬をください」とお願いする人がいるかもしれません。それほど現代の医療では、「病院に行ったら、薬をもらうのが当たり前」になっているのです。

言い換えれば、患者さんは無意識のうちに、「病気を治すのは、医師ではなくて薬だ」と信じている、ということです。

しかし、それは大きなカン違いです。薬は治療の補助的なものに過ぎません。病気を本当に治すのは、自分自身のなかにある「治癒力」なのです。

医師はその「治癒力」を最大限引き出すように、生活習慣をどう変えればいいかを指導しながら、「治癒力」をサポートする必要がある場合、どうしても緊急に取り除くべき状態や苦痛がある場合は薬を処方する。それが本来の形だと思います。

薬は、飲む前に疑うくらいでちょうどいい

現実はどうでしょうか。

何か症状を訴えれば、薬。検査の数値を見て、基準より少しでも高ければ、薬。こんな感じですよね。その薬が本当に治療に役立つものならいいのです。でも私に言わせれば、不要な薬がたくさん交じっているのです。飲む必要のないものです。それなのに、たとえば、

「コレステロールが少し高い！　じゃあ、お薬飲みましょう」

「血糖値が高い！、糖尿ですね、糖尿のお薬飲みましょう」

「眠れない？　だったら、睡眠薬を出しますよ」

「気持ちがふさいでる？　なら、明るくなる薬を飲んでみましょうか」

といった具合に、患者さんが何か不調を訴えるたびに、医師はポンポンと薬を出していく。それが今の医療です。まるでドラッグストアの店員さんのように……。

患者さんはそういう医療にすっかり慣らされてしまったのです。それで体と心がいつの間にか、「薬に頼らないではいられない」ようになったのでしょう。

もちろん、医師は大いに反省しなくてはいけません。ただ患者さんのほうも、「医師に言われるままに薬を服用する」という姿勢を改めたほうがいい。

「その薬は本当に必要なのか」と疑ってかかるくらいでちょうどいいのです。

薬が不要な3つの理由

私が大半の薬が不要であるとする理由は、大きく分けて三つあります。

一つ目は、明らかに病気ではないのに、病気と診断され薬を飲んでいるケースがよくあることです。

血圧、コレステロール、中性脂肪など、健康と診断される基準値が厳し過ぎるために、〝健康な病人〟がどんどん増え、そしてみな不要かもしれない薬を飲んでいるのです。

二つ目は、薬にはほぼすべて副作用があることです。

その副作用によって、体に新たな不調が発生します。「副作用」という名の新しい病気を抱え込むようなものなのです。特に長期間飲めば副作用はより出やすくなります。

三つ目は摩訶《まか》不思議な現象です。なぜか突然、〇〇症候群、〇〇病といった新しい病気が提唱され、テレビで宣伝され、まるでそれに合わせたかのように、新しい薬が準備されているのです。そして新しい薬に合わせるかのように新しい病名をつけられた人が増え、その薬を飲んで多少は楽にはなっても副作用も増えていくという構図です。

「薬が病気をつくる」とは、そういうことです。以下、詳しく述べていきましょう。

高血圧は基準値がつくった病気？

推計4300万人が高血圧

厚生労働省が2015年12月に発表した「主な傷病の総患者数（患者調査）」（2014年10月調査）によると、高血圧症の患者さんは、1010万8千人に上ります。おもな傷病のなかでもっとも多い人数です。

3年に一度行われる同調査の過去の統計を見ると、20年ほど前は約750万人ですから、3割くらいの増加です。

もっとゾッとするデータがあります。

「高血圧に相当する人は、4300万人と推計される」というのです。

とんでもない数字ではありませんか。いったいどうやってはじき出されたのか。

キーワードは「基準値」、つまり血圧がどのくらいであれば高血圧と見なすか、とい

「高血圧性疾患」の総患者数の推移

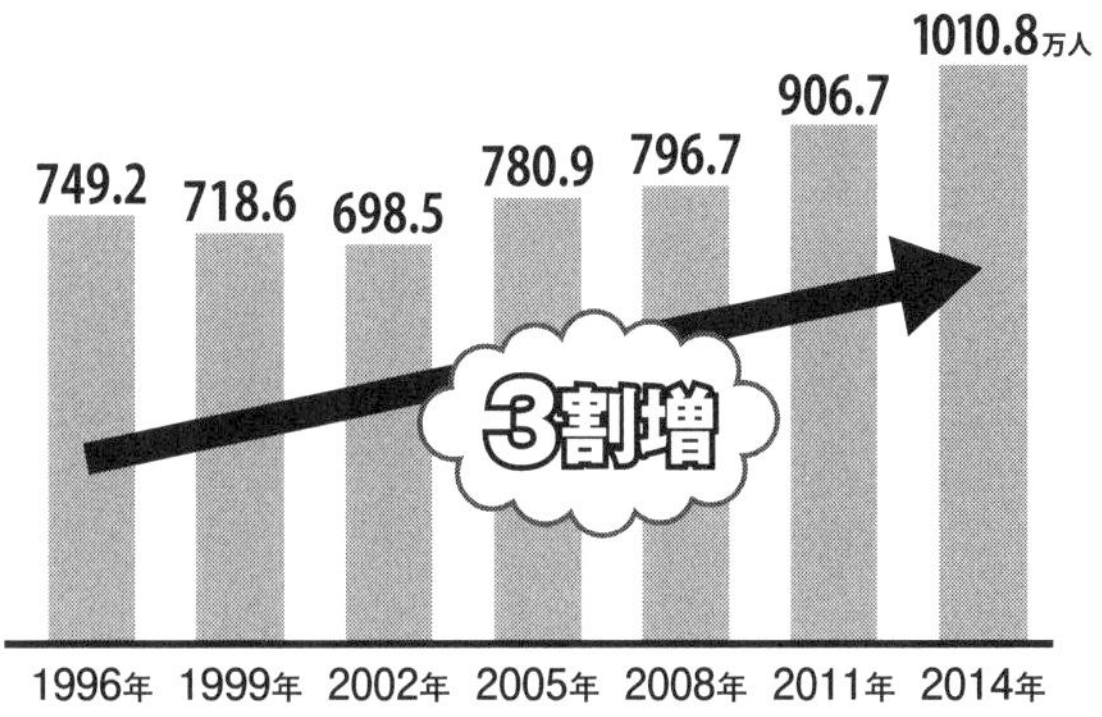

※厚生労働省「患者調査」を元に作成

う点にあります。

基準値は厳しくなる一方

時代を遡れば、昭和の半ば、1960年代までの日本では、上（収縮期血圧）は「年齢＋90」までが正常とされていました。（単位はmmHg――ミリエイチジーもしくはミリメートル水銀柱。以下略）

この計算式だと、40歳なら130、50歳なら140、60歳なら150、70歳なら160までなら、高血圧の心配をしなくてもよかったのです。

それが、1978年にWHO（世界保健機関）が、血圧の基準は年齢に関係なく「1

60／95以下が正常」と定めました。それがきっかけで、日本でも基準が見直されることになりました。

ちなみに、大きいほうの数値がいわゆる「上」で、小さいほうが「下」、拡張期血圧を意味します。

さて、どう見直されたか。1987年当時に厚生省が出した「老人基本健診マニュアル」には、「65歳以上は『180／100以上』が病院受診の目安」とされています。基本的にはWHOの基準に従いながらも、年齢的な考慮がされていたのです。

これを基準とすると、高血圧の人は推定170万人程度になります。

ところが平成に入って1999年になると、WHOと国際高血圧学会が基準をさらに下げました。「139／89以下が正常」としたのです。これより高ければ高血圧と見なされました。

年齢的考慮はほぼなし。日本も呼応するように基準を変更しました。それにより、高血圧に該当する人が、一気に以前の9倍、1510万人にまで膨れ上がりました。

さらに日本高血圧学会は、その基準をより厳しくしました。なんと、「120／80未満が至適《してき》血圧」と推奨したのです。

「至適血圧」とは、あくまで動脈硬化が起きにくいベストと学会が提唱した血圧のことです。

その至適血圧を当てはめて、高血圧の人は推計4300万人もの数になったわけです。高齢者のほとんどが高血圧にされてしまいそうです。

基準値を見直す気運は出てきたが……

さすがにマズイと思ったのか、日本人間ドック学会が新しい基準を提示しました。

「147／94以下ならOK」という数値です。

これなら、高血圧に該当する人は860万人にまで減少します。4300万人に比べれば、5分の1の人数です。

ただ、なんらかの圧力があったのか、なかったのか、私にはわかりませんが、日本人間ドック学会は結局、〝147／94説〟はトーンダウンせざるをえなくなったのです。

しかし、この数値は信頼のできるものだと、私は思っています。男女別・年齢別のデータこそなかったものの、150万人以上のデータを解析して得た予測値なのですから。

高血圧の不安から解放されましょう

ともあれ、ここで私が言いたいのは、「基準を少し変えるだけで、高血圧とされる人が一気に増えたり、減ったりする。基準とはその程度のものである」ということです。

しかも残念ながら、いまの基準は年齢・性別をほとんど考慮していません。

「一般的に、高齢になるにつれて、血圧は上昇する」とは、医学の教科書にも書いてあること。「超常識」と言っても過言ではありません。それを無視した基準値には意味がないと、私は思うのです。

東海大学名誉教授の大櫛《おおぐし》陽一氏が以前からこの問題を指摘し、63万人を調査した独自の結果から、20〜79歳まで5歳刻みで年齢別・男女別に基準を設定しています。これをもとに診断すると、2000万人の人が高血圧の不安から解放されるそうです。

だから血圧の数値を見て、厳しいほうの基準に照合させて「高血圧症ですね」などと診断されても、そんなに気にする必要はありません。ましてや、医師から処方された降圧剤を、ありがたがって無理に服用することもないのです。ただ高血圧の薬がすべて不要とは言いません、飲むべき方も確かにいらっしゃいます。しかし、もうおわかりのように、高血圧症には「基準値がつくった病気」の側面が多分にあるのです。

高血圧は病気なのか

「血圧が下がれば健康で長生き」は半分ウソ

前項で述べたように、高血圧症が「基準値がつくった病気」だとすると、一つの疑問がわいてくるでしょう。

「そもそも高血圧は病気なのか」と。

治療のもっとも重要な目的とされているのは、「心筋梗塞などの循環器疾患や、脳梗塞、脳出血などの脳血管疾患を予防する」こと。つまり、「血圧が高いと、命に関わる重大な疾患を招く危険がある。だから、下げましょう」というのが建前です。

ウソだとまでは言いませんが、逆は真ならず。「血圧が下がれば病気を防ぎ、健康で長生きできる」とは、単純に言い切れないのです。

その証左と言うべき研究結果があります。それは、慶應義塾大学医学部が実施したもの。１００〜１０８歳の方１６３人（男性56人、女性１０７人）を対象に、食事・トイレ・入浴・歩行・認知症の程度などを総合して、自立度を調べたのです。

結果、もっとも自立度が高いのは、なんと収縮期血圧が「１５６〜２２０」のグループでした。また認知症の程度も、「血圧の高い人のほうが軽かった」と報告されています。

高齢になるにつれて血圧が高くなる理由

「高血圧は命取りだ」と信じている方にとっては、衝撃的な結果ではないかと思います。けれども、ちゃんと理由があります。

血圧が高いのはすなわち、血液が脳や筋肉を含めた体全体に行き届いている、ということ。とくに高齢者は、動脈硬化により血管がかたく、内部が狭くなっているので、血圧を上げないことには血液をスムーズに流すことができないのです。

実に単純な理屈です。それなのにムリに血圧を下げたらどうなるか……このことは降圧剤のところで詳しく述べましょう。

要するに、少し血圧が高いくらいでは、病気とは言えないのです。

もちろん、まだ30代・40代の若さで血圧が180とか200を超えるようであれば、さすがに薬で下げる必要も出てきます。でも、その場合も生活習慣の改善で対応できることもありますから、血圧の薬をたくさん飲むという選択はあまりお勧めしません。

心配性の方で不安に駆られてしょっちゅう血圧を測るような方もいらっしゃいますが、それこそ心がビクビクして、逆にいっそう血圧を上げることにもなりかねないのです。

血糖値もやや高めで問題ない

血糖値で問題なのは急激な変化

前出（20ページ）の「患者調査」によると、高血圧に次いで歯肉炎及び歯周疾患が多く、さらに糖尿病と続きます。糖尿病患者は316万6千人に上ります。

高い血糖値が続いて糖尿病になると、「三大合併症」と呼ばれる網膜症・腎症・神経障害に加えて、動脈硬化が進んで心筋梗塞や脳卒中を起こす危険があるとされています。そのために盛んに「血糖値を下げなさい」と言われるわけです。

糖尿病の患者さんたちが非常に気にするのが、「HbA1c（ヘモグロビン・エー・ワン・シー）」の割合を示す値です。

「HbA1c」とは、ヘモグロビンにブドウ糖がくっついたもの。ヘモグロビンは血液中の酸素を運ぶ赤血球に含まれる色素で、血液中のブドウ糖と非常にくっつきやすい性質があります。血液中にブドウ糖が多くなると、それだけたくさんの「ＨｂＡ１ｃ」ができることになります。

現在、診断に使用されている国際基準では、「ＨｂＡ１ｃ」の値と血糖値のコントロールは、次のように評価されています。

・10％以上――――非常に悪い
・８・０～９・９％――悪い、要治療の見直し
・６・６～７・９％――やや高め
・５・８～６・５％――良い
・５・８％未満――健康

血圧と同じで、この基準もまた厳しいと言わざるをえません。

というのも、２００８年に発表されたアメリカ・カナダで行われた大規模ランダム試験「ＡＣＣＯＲＤ」で、こんな結果が出ているからです。

「厳格な薬や食事療法によりＨｂＡ１ｃを６・４％以下にコントロールした患者グループが、標準治療でＨｂＡ１ｃを７・５％と緩くコントロールした患者グループより、総死亡率で22％も増加した。心血管疾患に対する抑制効果は示されなかったため、試験は早期中止となった」

要するに、厳しい治療で血糖値を下げることは、逆効果だったということです。

血糖値で一番問題なのは、数値の高い・低いではなく、急激な変動なのです。血糖値を「良い」とされる基準まで下げることではありません。

血糖値は「やや高め」でも大丈夫。私は「ＨｂＡ１ｃ」７〜８を目安に、緩めの糖質制限をすれば十分だと考えています。

２０１８年3月6日、まさに驚きの発表がなされました、つい最近です。アメリカ内科学会（ＡＣＰ）から、「ＡＣＣＯＲＤ」はじめ、その他複数の研究結果を根拠として、薬物療法中の2型糖尿用の管理目標を「ＨｂＡ１ｃ」７以上〜８未満を推奨すると発表したのです。

奇しくも私の推奨した基準と同じでした。患者にとっては喜ばしい発表であり、医師、製薬業界にとっては衝撃的発表でした。

糖尿病も高血圧と同じで、基準値が患者を増やしている部分が少なくないのは、もうおわかりだと思います。

厚生労働省の「国民健康・栄養調査」（2016年）では、「糖尿病が強く疑われる人は1千万人で、糖尿病の可能性を否定できない人は1千万人」と推計されていますが、それも、

糖尿病が強く疑われる人――HbA1c　6・5％以上
糖尿病の可能性を否定できない人――HbA1c　6・0％以上6・5％未満

としたうえでの話。私やアメリカ内科学会の言う基準を適用すれば、大幅に減るはずです。

コレステロールも中性脂肪も高めでよい

コレステロールの基準値に根拠はない

健康診断や人間ドックの検査で「コレステロール値が高い」とされて来院する方が後を絶ちません。「コレステロールが高いと、動脈硬化が進み、心筋梗塞になる危険がある」と、長らく言われ続けたために、人々は恐怖心を植え付けられているのです。

しかしこれも、基準値が厳し過ぎることにより起きた現象の一つでしょう。

日本動脈硬化学会は1997年、「総コレステロールが220mg／dℓ以上は高コレステロール血症とする」と正式発表しました。「心筋梗塞が日本の3倍ある」とされる欧米でさえ、もっと緩い基準を設けているというのに。

しかも20年を経て、しだいにこの基準値には何ら根拠がないことが明らかになってきています。むしろ「総コレステロールが220〜280mg／dℓの人のほうが健康である」と言ってもいいくらいです。

実際、そのレベルの人の総死亡率は低く、ガンや脳血管疾患、呼吸器疾患などの病気も少ないことがわかっています。それにもかかわらず、いまだにこの基準が堂々と適用されているのです。もっとも、日本人間ドック学会は２０１４年、約１５０万人の受診者のデータを分析して、性別・年代別の基準値を発表しました。それによると、

・男性（30〜80歳）――――１５１〜２５４（ＬＤＬ72〜１７８）
・女性（30〜44歳）――――１４５〜２３８（ＬＤＬ61〜１５２）
・女性（45〜64歳）――――１６３〜２７３（ＬＤＬ73〜１８３）
・女性（65〜80歳）――――１７５〜２８０（ＬＤＬ84〜１９０）

この基準値を適用すると、高コレステロール血症と診断される人はかなり減るのではないでしょうか。

厚生労働省の「患者調査」では、高コレステロール血症を含む高脂血症（脂質異常

症）の人は糖尿病に次いで多く、206万2千人にも上ります。ちなみに高脂血症（脂質異常症）とは、「高コレステロール血症＋高中性脂肪」と考えてください。

更年期以降の女性はコレステロール値が高くて当たり前

女性だけ年齢別に基準値が設けられていることを不思議に思うかもしれません。これは、とくに更年期以降の女性が、女性ホルモンの低下にともない免疫力が低下することと関係しています。免疫力を上げるには、コレステロール値を上げる必要があるのです。つまり更年期以降の女性のコレステロール値が高いのは病気でも何でもなく、当たり前の生理的変化だということです。単純に「総コレステロールが220mg／dℓ未満」などという基準を当てはめたら、50歳から69歳の女性の半数が病気にされてしまいかねません。

以上のことから、私は日本人間ドック学会の出した基準値のほうが妥当だと考えています。が、例によって何らかの圧力に負けたのか、いまはトーンダウンしています。血圧のときと同じことが起こったのです。

コレステロールに「善玉」も「悪玉」もない

34ページの基準値で「ＬＤＬ」とあるのは、コレステロールのなかでも「悪玉」とされるもの。日本動脈硬化学会はこのＬＤＬに関しても、「１２０未満」という非常に厳しい基準を設定しています。

でもＬＤＬでさえ、高めのほうが病気になりにくく、長生きすることがわかっています。

本来、コレステロールに「善玉」も「悪玉」もありません。

人間はすべて細胞でできています。ものすごく当たり前の話です。その細胞の細胞膜の材料になるのがコレステロールなのです。人間の体にはなくてはならない必須の物質なのです。たとえば脳や神経細胞は、６割がコレステロールでできていると言われています。女性ホルモン、男性ホルモン、副腎皮質ホルモン等のホルモンだって、コレステロールがなければつくることができないし、胆汁酸などの消化液の材料もコレステロールです。

では「善玉（HDL）」「悪玉（LDL）」とされるそれぞれのコレステロールには、どんな役割があるのでしょうか。

HDLのおもな役割は、古くなったコレステロールを体の各所から回収すること。その際、高比重リポタンパクという車に載せて、肝臓まで届けるようになっています。

一方、LDLは体の隅々まで、必要なところに新鮮なコレステロールを届けることを役割とします。HDLと違って、〝乗り物〟は低比重リポタンパクです。

LDLはたとえるなら、火事の現場に駆けつけて消火に当たる消防車のようなもの。高血糖やストレス、有害物質などで慢性の炎症を起こしたり、傷ついたりした血管の細胞を修復するために、せっせと新鮮なコレステロールを運んでいるのです。「悪玉」どころか、〝超善玉〟と言ってもいいでしょう。

おそらくLDLは動脈硬化のある部分に集まっていたせいで、その原因物質と目され、「悪玉」の濡《ぬ》れ衣《ぎぬ》を着せられたのだと思います。

体が必要とする成分に、善も悪もないことは、これでおわかりいただけたでしょう。今日から頑張っているLDLに感謝し、数値を気にするのは、もうやめにしてください。

中性脂肪が高めの人のほうが長生きする

また中性脂肪についても、コレステロールと同じことが言えます。

中性脂肪とは、血液の中のぶよぶよの贅肉《ぜいにく》というイメージかもしれませんが、必ずしも〝悪者呼ばわり〟するものではありません。

おもに食べ物から摂った脂質が小腸から吸収されて血液のなかに入り、体内の生命維持活動に利用されます。使い切れなかった分が中性脂肪として蓄えられるのです。

その基準値は、血中の中性脂肪の量で示されます。一般的な基準値は検査会社で多少異なりますが、「30〜150mg／dℓ」となっていて、300を超えたら即、病院行き、というのが現状です。

しかしアメリカの基準では、「1000mg／dℓまで薬は不要」といいます。もちろんアメリカ人と日本人とでは、体格も食生活も異なりますが、ここまで差があるものでしょうか。

それに、大櫛陽一氏が伊勢原市で行った研究によると、「中性脂肪が高いほうが、死亡率が低い」そうです。

とくに男性に顕著で、「３００mg／dℓのグループがもっとも死亡率が低い」という結果が出ています。

よく「中性脂肪は肥満や全身の血管の動脈硬化が進む原因になる」と言われますが、少し高めでもそんなに気にする必要はありません。

うつ病患者が急増しているワケ

「うつは心の風邪」キャンペーンのワナ

厚生労働省の「患者調査（2014年）」によると、躁うつ病を含む気分障害の総患者数は、111万6千人に上ります。1996年は43万3千人ですから、この18年で約2・6倍に増加したことになります。

みなさんの周りにも一人や二人、うつ病などの気分障害で通院されている方、症状が重くなって休職し、自宅療養もしくは入院加療をしている方がおられるのではないかと推察します。そのくらい多いのです。

患者数が急増したのは、21世紀を目前に控えた1990年代からです。もちろん、理由はあります。おもに二つ。

一つは、製薬会社が「うつは心の風邪」なるキャッチフレーズを掲げて、大々的な

「気分障害患者数」の推移

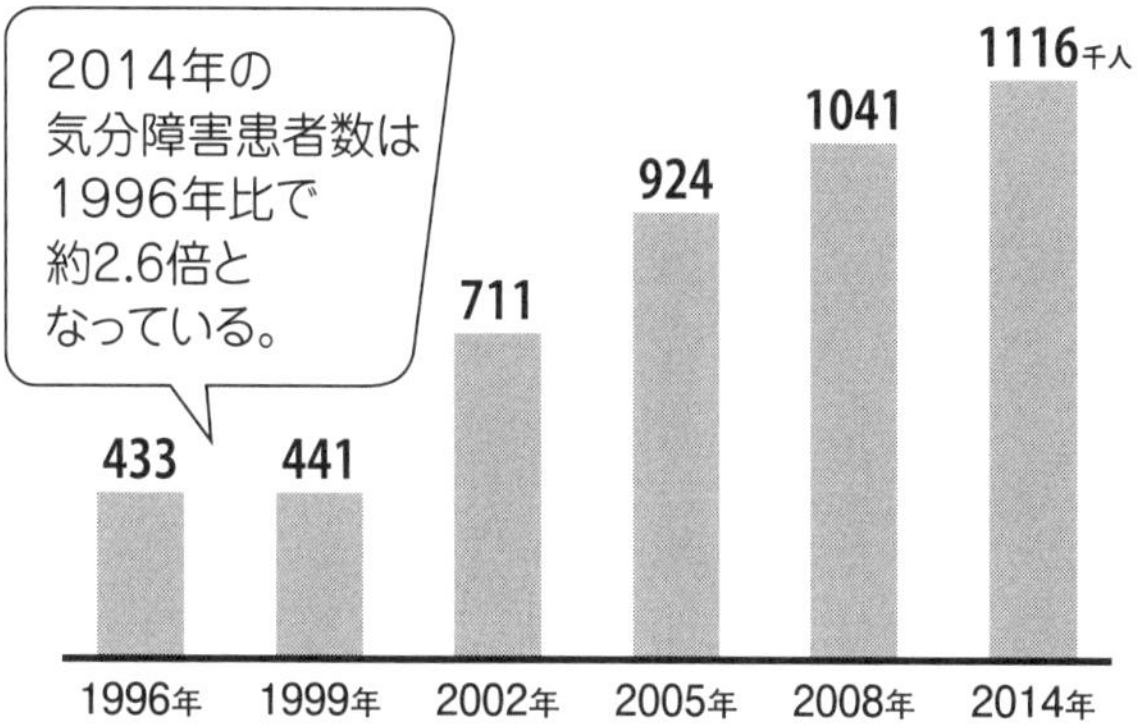

※2011年の調査では、宮城県の一部と福島県を除いているため、省略する
※出典：厚生労働省「患者調査」

キャンペーンを繰り広げたことです。それにより精神科や心療内科を受診することへの心理的な敷居がどんどん低くなっていったのです。「心の風邪なら、医者にかかるのも恥ずかしくないな」という感じで、悩み相談を医者にするという意識が植え付けられていったのです。キャンペーンは見事にうまくいったようです。

製薬会社は営利企業です。ボランティア団体ではありません。当然、キャンペーンの目的は新型の抗うつ剤を売ることです。パキシル（パロキセチン）、デプロメール（フルボキサミン）など、ＳＳＲＩと呼ばれる選択的セロトニン再取り込み阻害剤が日本で発売されたのは、ちょうどそのころのことです。
念のために言い添えておくと、薬には製品名や一般名など、複数の名前があります。ここでは製品名を優先し、一般名を（　）内に記載しています。（以下同）
これらの薬は、おもにセロトニンという脳内神経伝達物質を増やすもの。「うつはセロトニン不足から起こる」ことに着目して開発されました。
しかし、「うつはセロトニン不足から起こる」というそんな単純な理屈ではないことは、それまでのあらゆる研究ですでに分かっていたことなのです。

うつ病の定義を拡大解釈

もう一つの理由は、うつ病の定義が拡大解釈されるようになったことです。

たとえば身内を亡くして一時的に気分が落ち込んだり、仕事上の強いストレスから不眠や抑うつ症状になったり、はっきりとした原因があるものまで、うつ病としたのです。それまでの〝古典的うつ病〟は、いまでいう「単極性うつ病」。理由なく気分が落ち込んだり、周りに関心を示さず感情が消失しているような状態を意味します。これが実は、精神科医でもめったに出合わない、稀《まれ》な病気だったのです。

つまり、「病気の定義を変えて、患者を増やす」ようなことが行われたのです。

うつ病は〝時間薬〟のほうが快復が早い

では、日本に先んじて抗うつ剤を広く用いた欧米では、どうでしょうか。

うつ病の治療に抗うつ剤が使われていなかった時代、つまり〝古典的うつ病〟の患者が主で、拡大解釈がされていなかった1960年代の報告には、

「うつ病、うつ状態は総じて、治療の有無を問わず、最終的には快復に向かう、予後がもっとも良好な精神疾患の一つである」

とあります。これはNIMH（＝National Institute of Mental Health＝米国国立精神衛生研究所）による報告です。

同様に、19世紀のドイツの精神科医エミール・クレペリンは「うつ病のエピソードは治療しなくても、一般に6～8カ月以内に消失する」としています。

みなさんのなかには、「そんな古い時代の話を持ち出すな。医学は進歩しているん

だ」と思う人がいるかもしれません。

しかし、うつ病の拡大解釈がなされ、抗うつ剤が使われるようになった1995年に同じNIMHが出した報告を知ると、そうも言えないことがよくわかると思います。そこには、「うつ病患者で、投薬治療を受けた者は受けなかった者より、社会的役割が果たせなくなる可能性が3倍、就労不能になる可能性が7倍になる」と書かれていました。つまり、〝古典的うつ病〟であろうと、〝拡大解釈されたうつ病〟であろうと、抗うつ剤を使わずに様子を見ておくのが、一番快復が早いということです。

それにもかかわらず、アメリカの精神医学界はこの報告を無視し、抗うつ剤の使用を続けました。結果、1955年時点で3万8200人だったアメリカのうつ病患者が、2008年には900万人近くにまで膨れ上がったのです。

日本はこれに追随するように、100万人を超えるうつ病患者をつくりだした、ということです。

「医療の進歩とは、病気の定義を変え、薬を使い患者を増やすことなのか」という暗《あん》澹《たん》たる思いがしてくるのではないでしょうか。

精神医学はこの60年で３００種類以上の病気をつくりだした

ネットでもできるチェックシートが曲者

精神科の診断は、ほぼ医師の主観で行われます。科学的根拠はないと言っても過言ではありません。極論を言えば、問診票とチェックシートの書き方一つで、簡単に病人をつくることができるくらいです。

最近、「発達障害」という病名をよく耳にすると思います。自閉症、ＡＤＨＤ（注意欠如多動性障害）、アスペルガー症候群、学習障害など、疾患分類が細かく、さまざまな〝病名〟がつけられています。

多くの人が子どもの疾患と理解していると思いますが、大人にも適用されることが増えてきました。

その一例が、当院に来院された38歳の患者さん。彼女は泥棒に入られたショックで、精神的に不安定になり、心療内科を受診しました。そのときに簡単なチェックシートを渡され、記入したところ、「あなたは大人のADHDです」と診断されたそうです。

そしてSSRIのレクサプロ（エスシタロプラム）と、睡眠導入剤のゾルピデムを処方され、驚いた彼女は私のところにやって来たのです。もちろん、飲む必要はありません。

その医師が診断の根拠としたチェックシートが、大変な〝曲者《くせもの》〟なのです。試しに、あなたも48〜49ページのチェックシートをやってみてください。

どうですか？　かなりの方が「ADHDもしくは、その疑いあり」と診断されるのではないでしょうか。このチェックでいくと、私もそうなります。

お子さんはどうですか？　うちの子どもたちは全員、「ADHDの疑いあり」という結果になってしまいましたが。

チェックシートの内容をよくよく見ると、いま、子どもで言われているADHDは、単なる〝ワンパク小僧〟がたくさん交じっている可能性があると思われるのです。

こういったチェックシートの元になっているのは、「DSM（＝Diagnostic and Statistical Manual of Mental Disorders＝精神疾患の診断・統計マニュアル）」と呼ばれるもの。アメリカの精神医学会が作成した診断基準です。

現在、この「DSM5」に記載されている精神科の病名は、約500種類に上ります。「DSM」が登場した1952年には病名は112種類だったのに、この60年で300種類以上の病気をつくり出したことになります。

病気と診断されると安心する、という不思議な現象

たしかに、病的な問題行動を起こす患児はいますが、全体数から見ればごくわずか。子どもに集中や落ち着きを求めること自体がおかしいとは思いませんか？

それにもかかわらず、ADHDという病気が登場したことにより、ワンパクで手に負えない子どもに疲れた親や教師が子どものふるまいを問題視して、病院へ連れて行くことが増えたのでしょう。

大人のADHD症状チェックリスト（18歳以上用）

以下の質問に、「全くない」「めったにない」「時々」「頻繁」「非常に頻繁」の5段階でお答えください。「頻繁」「非常に頻繁」に該当する数が多いほど、ADHD症状の傾向が高くなります。		全くない	めったにない	時々	頻繁	非常に頻繁
パートA						
01	物事を行なうにあたって、難所は乗り越えたのに、詰めが甘くて仕上げるのが困難だったことが、どのくらいの頻度でありますか。					
02	計画性を要する作業を行なう際に、作業を順序だてるのが困難だったことが、どのくらいの頻度でありますか。					
03	約束や、しなければならない用事を忘れたことが、どのくらいの頻度でありますか。					
04	じっくりと考える必要のある課題に取り掛かるのを避けたり、遅らせたりすることが、どのくらいの頻度でありますか。					
05	長時間座っていなければならない時に、手足をそわそわと動かしたり、もぞもぞしたりすることが、どのくらいの頻度でありますか。					
06	まるで何かに駆り立てられるかのように過度に活動的になったり、何かせずにいられなくなることが、どのくらいの頻度でありますか。					
パートB						
07	つまらない、あるいは難しい仕事をする際に、不注意な間違いをすることが、どのくらいの頻度でありますか。					
08	つまらない、あるいは単調な作業をする際に、注意を集中し続けることが、困難なことが、どのくらいの頻度でありますか。					
09	直接話しかけられているにもかかわらず、話に注意を払うことが困難なことはどのくらいの頻度でありますか。					
10	家や職場に物を置き忘れたり、物をどこに置いたかわからなくなって探すのに苦労したことが、どのくらいの頻度でありますか。					
11	外からの刺激や雑音で気が散ってしまうことが、どのくらいの頻度でありますか。					
12	会議などの着席していなければならない状況で、席を離れてしまうことが、どのくらいの頻度でありますか。					
13	落ち着かない、あるいはソワソワした感じが、どのくらいの頻度でありますか。					
14	時間に余裕があっても、一息ついたり、ゆったりとくつろぐことが困難なことが、どのくらいの頻度でありますか。					
15	社交的な場面でしゃべりすぎてしまうことが、どのくらいの頻度でありますか。					
16	会話を交わしている相手が話し終える前に会話をさえぎってしまったことが、どのくらいの頻度でありますか。					
17	順番待ちしなければならない場合に、順番を待つことが困難なことが、どのくらいの頻度でありますか。					
18	忙しくしている人の邪魔をしてしまうことが、どのくらいの頻度でありますか。					

子どものADHD症状チェックリスト（18歳未満用）

以下の質問に、「全く違う」「わずかにそう思う」「かなりそう思う」「全くその通り」の4段階でお答えください。「わずかにそう思う」「全く違う」に該当する数が多いほど、ADHD症状の傾向が高くなります。		全く違う	わずかにそう思う	かなりそう思う	全くその通り
早朝／登校前					
01	お子さんは、速やかにベッドから起きられますか？				
02	お子さんは、速やかに身だしなみ（洗顔、歯磨き、着替えなど）を整えることができますか？				
03	お子さんは、朝食時には年齢相応の行動ができますか？				
04	お子さんは、朝の登校前に兄弟や家族と、トラブル・言い争いなく過ごせますか？				
学校					
05	お子さんは、学校に行くのが好きですか？				
06	お子さんは、授業中に他の子供達と同じように行動できますか？				
07	お子さんには、学校で受け入れてくれる友達がいますか？				
放課後					
08	お子さんは、学校の出来事を保護者に伝えられますか？				
09	お子さんは、同年代の友達はいますか？				
10	お子さんは、同年代のお子さんと一緒に、スポーツをするなどの課外活動に自信を持って参加できますか？				
夕方					
11	お子さんは、家で問題なく宿題ができますか？				
12	お子さんは、両親の帰宅後、常に言い争いをすることなく家族生活を送ることができますか？				
13	お子さんは、夕食の時に落ち着いて会話できますか？				
14	両親はお子さんと、安心して共に行動（外出や買い物など）することができますか？				
夜（※いずれか該当する方の質問にお答えください）					
15	青年期のお子さん（12歳以上）：お子さんは、同年代の友人との遊び、勉強、塾、習い事、スポーツなどの活動を夜に行えますか？				
16	小児期のお子さん（12歳未満）：お子さんは、夜に親の指示に従うこと（例えば、お子さんに寝る前に本を読み聞かせするようなこと）が可能ですか？				
17	お子さんは、問題なくベッドに行く（眠る）ことができますか？				
18	お子さんは、夜中に目覚めることなく寝ていますか？				
19	お子さんは、自信があり、社会的に受け入れられ（友人の中に居場所があるなど）、情緒が安定していますか？				
20	お子さんは、混乱、言い争い、反抗的行動なく過ごせる日の方が多いですか？				

後藤太郎：小児の生活機能評価のためのツール「子どもの日常生活チェックリストQCD」の臨床応用の可能性

そのことが「ＡＤＨＤや発達障害と診断されて安心する」というような不思議な現象を生むことになったのではないか。責任回避、そんな側面も多分にあると感じます。

そもそも「ＡＤＨＤの父」とも呼ばれた、ＡＤＨＤ診断の生みの親であるアメリカのレオン・アイゼンバーグ氏が、２００９年に亡くなる7カ月前に、

「ＡＤＨＤはつくられた病気の典型である」

と懺悔《ざんげ》のような告白をしています。ドイツの『Der Spiegel』誌のインタビューで語ったことです。

なぜ突然、ＡＤＨＤなる病気が世に登場し、増えたのでしょうか。また大人の精神疾患において、適応障害、不安障害、気分障害、パニック障害など、新しく病名をつけられたものが続々と登場したのでしょうか。ここまで読まれた方はおわかりだと思います。

薬で「安心」は買えない

精神疾患に見られるこのような〝病気のつくり方〟は、ほかにもあります。

典型的なのは骨粗鬆症《こつそしょうしょう》。薬ができたことで、1990年代になって突然、脚光を浴びました。病名自体は昔からあったものですが、それまでは加齢にともなう自然現象とされていたのが、マスコミなどで大問題だと取り上げられるようになったのです。

もちろん、骨粗鬆症になると骨折しやすくなり、そこから寝たきり生活になってしまうなど、さまざまな問題が生じます。それは必ずしも間違いではありません。ただ本当に骨粗鬆症にその薬が絶対必要なのでしょうか、運動や栄養のほうがもっと大事ではないでしょうか。しかし、なぜかそれが語られることはとても少ないのです。

日本では、初めて骨粗鬆症薬が発売された1996年以来、患者数はうなぎ上り。いまでは1千万人を超えるとも言われています。医療・製薬業界にとっては、ビッグマーケットなのです。

病気を宣伝して患者を増やせば、医療業界が潤います。

精神疾患に限らず、新しい病気の多くはこういった構図のなかでつくられているのです。

いまは、ちょっとした心身の不調にも、ことごとく病名がつけられ、対応する薬が用意されている時代です。いい影響があるとしたら、病名がつき、病気だとわかれば、また薬をもらえれば、その病気の患者さんがなぜか安心することだけでしょう。

病気ではないとわかって安心するならともかく、それでは本末転倒というものです。「それは病気かも。でも大丈夫、薬があります」というような宣伝に振り回されないよう、患者さんのほうにも注意が必要です。

投薬の数が増えれば、副作用の起こる可能性は必然的に高くなる

副作用だって立派な病気

市販薬も含めて、現代のいわゆる〝西洋薬〟は基本的に化学物質で、「副作用のない薬はない」と言っても過言ではありません。

ということはつまり、どこかの不調を治すために飲んだ薬が、多かれ少なかれ、別の不調をつくりだす可能性があるわけです。

とりわけ多いのは、「抗○○薬」とか「○○拮抗《きっこう》剤」「○○阻害剤」「○○抑制剤」といった名前のついている薬です。その意味するところは、体の酵素や神経伝達物質などの働きの一部をブロックすることで、症状を止めたり、検査の数値を下げるということです。

何か体に不具合があって出る症状は、だいたいがそこを自然治癒させようとして生じるもの。健康になるために必要な体内システムの働きです。それを薬でムリヤリ止めるのは、自然な治癒力を奪うことにもなります。

また、体に悪さをする物質を「選択的に」ブロックするとうたってはいますが、そう都合よくいくものではありません。人体はたった一つの細胞が繰り返し分裂してできたものですから、薬として内服した化学物質は胃腸で吸収され、全身に行き渡ります。結果、悪くはない臓器まで傷めてしまう場合もあります。

たとえば血圧を下げるために飲んだ薬が、血圧とは無関係のほかのところにある臓器まで攻撃する、というように。

薬には必ず添付文書というものがあって、細かく副作用が記載されているものの、製薬会社も医師も薬剤師もまったく想定していなかった副作用が出てくる可能性すらあるのです。

体の不調が服薬によって改善されれば、誰だって「効いた！」と喜ぶでしょう。実際、一時的に苦痛を取り除く意味では、服用したほうがいい薬ももちろんあります。

もとより私は、薬のすべてを否定するつもりはありません。ただ、飲み続ければ必ず副作用に苦しめられる確率が高くなるので、細心の注意を払っていただきたいのです。

薬をたくさん飲めば飲むほど不調が増える

もう一つ、重大な問題があります。

それは「多剤併用問題」――何種類もの薬をたくさん飲むことです。とくに高齢者は、数種類、多い人になると10種類以上もの薬を飲んでいます。厚生労働省もようやく、この問題に警鐘を鳴らすようになっていますが、現場ではまだまだのようです。

私が一番驚いたのは、つい最近、２０１７年の実例で、一人の医師が77歳の女性に対して、注射も含めて計24種類もの薬を処方していた例です。参考までにどういう薬が処方されていたかを示しておきましょう。

【循環器系10種】
アムロジンOD5㎎、コニール2㎎、ヘルベッサーR100㎎、テルミサルタン40㎎、カルデナリン0・5㎎、アルドメット250㎎、フルイトラン1㎎、シグマート5㎎、バイアスピリン100㎎、フランドルテープ40㎎
【代謝系6種】
ジャヌビア25㎎、ゼチーア10㎎、ロスバスタチン5㎎、エパデールS900、フェブリク10㎎、ライゾデグ配合注（注射）
【消化器系3種】
ネキシウム20㎎、セルベックス50㎎、ガスモチン5㎎
【精神系2種】
ハルシオン0・25㎎、デパス0・5㎎
【その他3種】
フェロミア50㎎、アーガメイト5・6g、エリスロポエチン注（注射）

さすがにここまでだと、誰もが行き過ぎとわかるでしょう。この女性も飲みきれるわけがなく、自分で勝手に省いていた薬もあったようです。

そこまではなくとも、血圧が高めだと降圧剤、コレステロールが高めだとコレステロールの薬、腰が痛いと鎮痛剤、おしっこが近いと泌尿器の薬といった具合。さらには、薬の飲み過ぎで胃が痛くなって、胃薬を与えられる。医療の現場では、そんなことがザラに行われているのです。

多剤併用は医療の細分化の弊害

医療は内科、外科、整形外科、泌尿器科など専門の科にどんどん細分化されていきました。そのことによって、医療、医学が発展した一面は大いにありますが、こと、薬に関してはこの専門性こそが薬が増えてしまう大きな原因です。先ほどの例は極端ですが、一般に高齢者は複数の科を受診します。内科で4剤、整形外科で2剤、泌尿器科で2剤、眼科で2剤など、それぞれの医師は、極端なことをしているつもりはなくても、結果10種類の薬を使うことになるのです。

いまの医療界では、それらをすべて総合的に見て薬も体調も両方とも調整できる権限と知識、経験を持った本当の主治医が存在しないのです。

薬の種類が増えれば増えるほど、副作用の起こる可能性が高まるのは自明の理というものでしょう。

他の医師が出した薬の副作用を新たな疾患とカン違いして、あらたな薬が処方される、こういったことが日常的に行われているのです。

さらに困ったことには、薬の併用や飲み合わせによって、どんな害がもたらされるのか、わかっていることのほうが少ないことです。

『ドクターズルール425』という、医師が心得るべき格言を集めた著書で知られるアメリカのクリフトン・K・ミーダー博士は、次のように述べています。

「4種類以上の薬を飲んでいる患者についての比較対照試験は、これまで行われたことがない。3種類の薬を飲んでいる患者についての試験も、ほんのわずかしか行われたことがない。4種類以上の薬を飲んでいる患者は、医学の知識を超えた領域にいるのである」

つまり、たくさんの薬を飲んでいる人は、高い薬代を払って、極めて危険な人体実験に挑んでいるも同然なのです。
「薬Aであの物質を阻害し、薬Bでこの酵素を抑制しながら、薬Cで細胞のこの働きに拮抗、薬Dでまた別の酵素を阻害する。これらを同時に行ったら、果たして人体はどうなるのか」というような人体実験に。

どうしても飲まざるを得ないこともあるでしょう。しかし、この実験はまさに「命がけ」だということを、みんなが知っておかなくてはいけないと、私は思います。

たくさんの薬を飲んでいる方は、2章以降を読んで、また主治医と相談しながら、ぜひ減薬・断薬を検討していただきたいと祈るばかりです。

2 章

その薬はいますぐやめられる

——薬の副作用こそが問題

抗生物質はここぞのときの切り札

抗生物質は〝魔法の薬〟だが……

抗生物質は現代医学が手に入れた〝魔法の薬〟の一つです。細菌の細胞膜合成やタンパク合成を阻害するなどして、人間の体に悪さをする細菌を殺したり、発育を阻止したりするのに非常に有用です。

内服、点滴、外用、吸入、点眼、点鼻など、あらゆる方法により、体のほとんどの部位に使われています。医療の最前線でもっとも必要な薬であり、多くの命を救ってきたことは間違いありません。

私自身、たとえば重症の肺炎など、命の危険にさらされた患者さんたちを、抗生物質の力を借りて治療してきました。

しかし一方で、その〝魔法〟が徐々に切れかかっている、という現実があります。

「耐性菌」の問題が深刻化しているのです。

ここで言う「耐性菌」とは、抗生物質に対する抵抗性が著しく高くなった、つまり抗生物質が効かない細菌のこと。有名なものに、ＭＲＳＡ（メチシリン耐性黄色ブドウ球菌）、ＶＲＥ（バンコマイシン耐性腸球菌）などがあります。こういった耐性菌が院内感染により、多くの死者を出した、というようなニュースが時折報道されるので、ご存じの方も多いでしょう。

耐性菌が発生する原因の一つは、「乱用」です。もっとも有名な抗生物質ペニシリンでさえ、１９４０年から一般に使われるようになり、その10年後には乱用がもとで耐性菌が出現しています。同じ薬を使い続けると、細菌が遺伝子を変異させて、薬に抵抗できるようになってしまうのです。

いま、一般的に使われている抗生物質は、広域抗生物質といって、ブドウ球菌などの特定の菌にしか効果がなかったペニシリンと違って、幅広い菌に効果があるよう開発されています。

極端な話、どんな菌に感染しているか、詳しい検査をせずとも、抗生物質を投与すればある程度の効果が期待されるのです。結果、医師が手軽に使うようになり、乱用が進みました。

加えて〝抗生物質神話〟のようなものが一般にも浸透し、風邪とか、ちょっとした切り傷にも抗生物質が大量に使われるようになっています。そもそも風邪はウイルス性疾患で、細菌の感染症ではないので、抗生物質を投与することなど無意味だというのに、患者さんのほうから望んで来ることが少なくありません。

もとより抗生物質が悪いのではありません。乱用が問題なのです。明らかに細菌感染が疑われる場合は使う。しかし投与期間は、ふつうは2、3日、長くても7日間以内にとどめる。それが医師の常識と言ってよいでしょう。

抗生物質が腸内フローラのバランスを崩す

抗生物質で頻度の高い副作用に、下痢があります。人体に寄生する微生物のなかでも重要な「腸内細菌」を、善玉・悪玉問わずに、広域抗生物質が殺してしまうからです。

腸内細菌叢《そう》は「腸内フローラ」とも呼ばれ、近年、非常に注目されています。感染の防御や、ビタミンB・Kの合成、アレルギーの防止など、さまざまな有用性があるとわかってきたからです。

とりわけ善玉菌で有名なのが、ビフィズス菌や乳酸菌など。一方、悪玉菌としては大腸菌やウェルシュ菌などが知られています。ただ悪玉菌といっても、悪い働きばかりではなく、ビタミン合成など、有用な作用もあります。

大事なのは、腸内細菌学の世界的権威である光岡知足《みつおかともたり》博士が指摘しているように、腸内細菌のバランス。そのバランスを崩してしまうのが、抗生物質なのです。

ですから、たとえば毎月のように風邪をひき、毎月のように抗生物質を飲んでいる方は、腸内細菌のバランスが崩れ、免疫力が低下し、かえって風邪をひきやすくなる場合だってあります。

抗生物質乱用はカビを増やす！

もう一つ重要なのは、抗生物質の乱用は結果的に体内のカビを増やしてしまうことです。抗生物質はウイルスに加えてカビ（真菌）にも効果がありません。したがって、カンジダやアスペルギルス、白癬《はくせん》菌などカビ（真菌）には効きません。

真菌というのは健康な人にもあります。しかし、自己の免疫力や腸内細菌などによって、過剰増殖しないようバランスが保たれコントロールされています。それなのに、一度抗生物質が投与されると、真菌のライバルでもある腸内の善玉菌・悪玉菌に加えて、腸管以外の皮膚や粘膜にいる細菌たちも、一斉にダメージを受けます。そうすると、ライバルが突然消えるため、バランスが崩れ、カビ（真菌）が増殖を始めることになります。

よく「抗生物質を飲むと、決まってカンジダになる」と言う女性がいますが、原因はそういうことなのです。

カンジダは実は、膣《ちつ》だけにいるわけではありません。胃腸など消化管にも常在しています。だから、抗生物質を飲むと、胃腸内でもカンジダが増えることになります。腸内の真菌の増加がアレルギー疾患や免疫力低下につながり、さまざまな病気を引き起こす危険があるのです。

オーストラリアの「抗生物質治療ガイドライン２０１０　14版」の冒頭には、こう書かれています。

「大部分のウイルス感染と軽症細菌感染は、自然に治癒するので、抗生物質を必要としない」

まったくその通り。人間は生まれながらにして、自然治癒力という最大の防御機構を持っています。それを信じることを忘れてはいけません。

抗生物質は「ここぞ」というときに大変な効力を発揮する切り札です。切り札はしょっちゅう切るものではないのです。

多くの方はコレステロール薬をやめても大丈夫

コレステロール薬の恐るべき副作用

前に述べたように、コレステロールは体になくてはならない物質です。善玉も悪玉もありません。だからごく一部の極端な方や特殊な病気を除いてほとんどの場合、コレステロール薬を飲む必要はないのです。

コレステロール薬で代表的なのは、一般にスタチンと呼ばれるメバロチン（プラバスタチン）、リポバス（シンバスタチン）などでしょう。肝臓のコレステロールをつくる酵素スタチン（HMG―CoA還元酵素）を阻害することによって、コレステロール値を下げる薬剤です。

おもな副作用は、横紋筋融解症、筋肉痛、肝障害など。横紋筋融解症とは、筋肉が溶けてしまう症状です。

諸説ありますが、原因はスタチンがコレステロール値を下げると同時に、脂肪からつくるケトン体というエネルギー源生成に関わる物質を阻害するため、それを代償しようとして筋肉を溶かすと言われています。

もっともそれ以上に、細胞膜の材料であるコレステロールの合成を減らすことのほうが問題です。肝障害も肝細胞の膜が弱くなって発生する可能性もあります。

また英国医薬品庁の資料には、うつ病と発ガンも副作用として記載されています。

脳や神経細胞にはコレステロールが非常に多く含まれているので、これが減ることによって脳の神経細胞が何らかの異常を来し、精神を病むことが十分に考えられます。

発ガンに関しても、ほぼすべての細胞に細胞膜が存在することから考えて、膜の異常な状態が続けばガンを発症してもおかしくないのです。

さらにホルモンへの悪影響も懸念されます。

コレステロールが減ると、女性ホルモン、男性ホルモン、副腎皮質ホルモンなど重要なホルモンの分泌が減少します。

命と元気と若さの元が枯渇する

スタチンは更年期後の女性がよく飲んでいるようですが、ただでさえ更年期で女性ホルモンの分泌が低下しているのに、それに追い打ちをかけるようなものです。

副腎皮質ホルモンに至っては、疲労回復、タンパク質糖化、アドレナリンを刺激したりするなど、生きるために必須の元気と活力の元のようなホルモンです。当然、生涯にわたって必要なホルモンですから、コレステロールを下げ、副腎皮質ホルモンが少なくなれば、老け込んでしまいかねません。

スタチンにはもう一つ、大きな問題があります。それは、化粧品やサプリメントで有名になったコエンザイムQ10（ユビキノン）に関すること。コエンザイムQ10は、コレステロールと肝臓での生化学的な合成回路が途中まで同じなのです。

だからスタチンを使うと、コレステロールだけではなく、コエンザイムQ10の値も大幅に下がってしまいます。

コエンザイムQ10はミトコンドリアにおけるエネルギー産生に関わっています。具体的には、活性酸素を消去する、免疫力を高める、心臓の働きを高める、血圧を下げる、使われたビタミンEを産生する、といった働きがあります。

要するにコエンザイムQ10は「命と元気と若さの元」なのです。コレステロール値が下がっても、若さと元気の元まで失ってはどうしようもありません。

薬でコレステロール値を下げると病気が増える

ここで一つ、興味深い研究を紹介しましょう。それは2002年に発表された「J－LIT研究」というもの。製薬会社が企画し、自社製品を使ってコレステロール値を下げると、結果どうなるかを調べました。

対象とされたのは、総コレステロール値220以上の全国4万1800人の高コレステロール血症患者。総コレステロールの平均は270と基準値を超えています。彼らを医師6500人が一般診療の場で6年にわたって追跡調査するという大規模な臨床介入試験でした。

結果は次のページのグラフからわかるように、死亡率がもっとも低かったのは、総

総コレステロール値と死因（J-LIT）

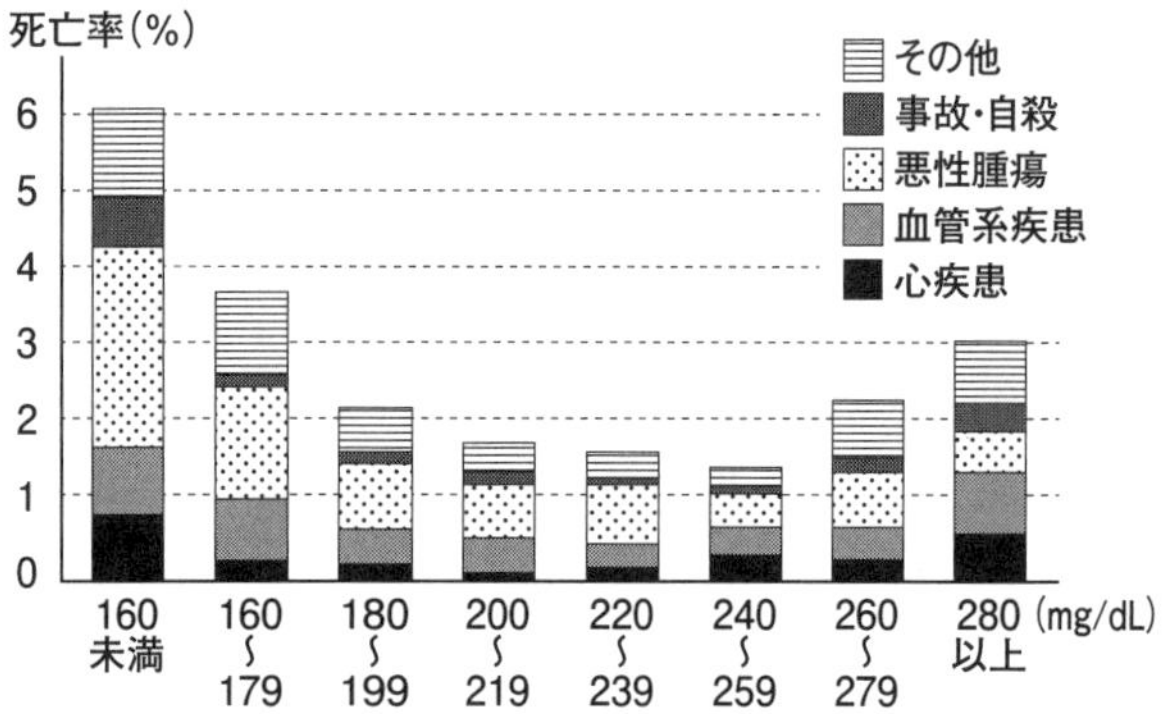

出典：大櫛陽一「コレステロールと中性脂肪で薬は飲むな」（祥伝社）
J-LIT（Japan Lipid Intervention Trial）大規模臨床介入試験

コレステロール２４０〜２５９のグループ。それに比べると、投薬によってコレステロール値が下がった１６０未満のグループの死亡率は何と３倍以上にも上ります。

一方、ＮＩＰＰＯＮ研究など薬を飲まない状態でコレステロールと死亡率を調べた研究では、１６０未満の低コレステロールであっても、コレステロールが高めのグループに比べると、死亡危険度の上昇は１・３〜１・５倍にとどまります。薬でコレステロールを下げることの危険性を如実に示しているではありませんか。

さらに疾患別に詳しく見ると、「投薬によってコレステロール値を下げるほど、ガン（悪性腫瘍）による死亡率が高まり、160を切ると激増する」
「同様に、薬で防ぐはずの心筋梗塞など心疾患の起こる確率は、コレステロール値160未満のグループが、もっとも少ないグループの6倍になっている」
などのことがわかりました。

要するに、「薬でコレステロール値を下げると、病気が増える」ことの証拠とも言うべきデータが得られたわけです。

それでもあなたはコレステロール薬を飲みたいですか？

まずは「高めでも大丈夫」と安心していただきたいと思います。コレステロール薬は禁断症状はほぼないので、ほとんどはやめても差し支えありません。その後の検査でコレステロール値は当然上がるでしょう。しかしコレステロールの大事な働きを知っていれば恐れることはないのです。私も減薬・断薬指導の際には、まずこの薬からやめていただいています。

骨粗鬆症の薬は骨自体をもろくする恐れアリ

古い骨が置き去りに

骨粗鬆症の薬で代表的なのは、ビスホスホネート製剤と呼ばれるものです。

1996年に初めて、「奇跡の薬」と期待されたダイドロネル（エチドロネート）が発売されて以来、さまざまな薬が開発されています。いまでは、月1回のワンショット静注《じょうちゅう》（静脈注射）ですむボンビバ（イバンドロン酸）など新薬が次々登場し、利便性が追求されています。

加えて、骨密度を簡単に測定できる器械も発売されており、多くの方が整形外科や内科などで治療を受けています。

それらの薬は本当に効くのでしょうか。

骨はリン酸カルシウムを主成分とします。これを維持するためには、カルシウム、リン、ビタミンDの摂取が不可欠とされています。ほかの細胞と同様、骨も日々新陳代謝を繰り返し、破骨《はこつ》細胞によって古い骨が吸収されながら、骨芽《こつが》細胞によって新しい骨がつくられています。

ビスホスホネート製剤は実は、破骨細胞の動きを止め、アポトーシス、つまり細胞死を誘発する薬です。つまり骨粗鬆症において、古い骨を食べる破骨細胞は〝悪玉〟とされてしまったのです。

しかし破骨細胞だけを抑制すると、どうなるのか。たしかに骨芽細胞で新しい骨はつくられますから、骨密度は上がるかもしれませんが、古い骨が回収されないままなので、骨としては非常にもろく、不安定な骨ができてしまう可能性が高いのです。

たとえるなら、ビルを建て替えるときに、古い建物を壊さず、残骸も片付けずに、新しいビルを建てるようなものです。強度が落ちますよね？

それが証拠に、骨粗鬆症薬の添付文書には必ず、「大腿骨骨幹部《だいたいこつ》の非定型骨折」が記載されています。

大腿骨というのはふつう、転倒すると頸部《けいぶ》骨折といって、細い部分の骨が折れるものです。それが骨粗鬆症薬を飲んでいると、大腿骨の真ん中が折れてしまうのです。

そればかりか、「顎骨壊死《がっこつえし》」という、あごの骨が砕けてしまう副作用も心配されます。歯医者さんの問診で「骨粗鬆症の薬は飲んでいませんか？」と尋ねられるのは、抜歯をするなどの刺激であごの骨が溶けることがあるからです。

発ガンの恐れも

さらに、免疫力の低下によりガンや感染症も発症する可能性があります。なぜなら破骨細胞は、マクロファージの一種だからです。

マクロファージとは免疫を司る重要な細胞に存在し、アメーバのように触手を伸ばしながら動き回る細胞です。脳にあればグリア細胞、肝臓にあればクッパー細胞と呼ばれ、名前と形を変えて体中に存在するのです。

ビスホスホネートで破骨細胞の動きを止めるということはつまり、同時にマクロファージの動きまで止めてしまう可能性があるのです。実際、北アメリカとヨーロッパでは、「ビスホスホネートを5年間服用した患者さんは、食道ガン発生率が2倍になった」という報告もあります。

感染症に関して言えば、ビスホスホネート注射薬プラリア（デノスマブ）は、重症皮膚感染症、中耳炎、尿路感染症、心筋炎などの副作用があるとされています。

骨に限らず、体の細胞はすべて自然の精妙なバランスのうえに存在し、機能しているものです。薬によってそのバランスが崩されると、病気を引き起こすことになってしまうのです。

どうしてもビスホスホネートが必要な特殊な病気があるかもしれませんが、多くの方には不要な薬だと私は考えています。

骨を丈夫にするには、昔から言われているように、日光浴と、骨に一定の負荷をかける適度な運動が一番。あとは、食事からビタミンＤ・カルシウム・珪素《けいそ》などのミネラルを豊富に摂るといいでしょう。

ただし、牛乳は骨のカルシウムを低下させて骨折を増やすことがわかっているので、あまりオススメできません。小魚やエビ、珪素が豊富に含まれる野菜、果物を積極的に摂るようにしてください。

骨粗鬆症薬は急にやめても、ほとんど何も問題はありません。寝たきりにならないためには薬の前にまずは運動と栄養です。

この薬を勧めるときのセリフは大体決まっています。「骨がもろくなると、骨折して寝たきりになりますよ。骨を丈夫にする薬を飲みましょう」です。聞いたことないですか？

消化器系疾患の薬は原則、長期服用しない

胃潰瘍《いかいよう》、十二指腸潰瘍、胃炎、逆流性食道炎などと診断された患者さんは、次の2種類の薬のいずれかを長期的に服用しているケースが非常に多いように見受けます。

一つは、オメプラール（オメプラゾール）、パリエット（ラベプラゾール）に代表される「プロトンポンプ阻害薬」。もう一つは、ガスター（ファモチジン）、アルタット（ロキサチジン）などの「H2受容体拮抗剤」です。

いずれも、消化に必要な胃液をほとんど止める薬です。

2017年7月、米国消化器病学会から衝撃的な発表がなされました。「プロトンポンプ阻害薬」の長期使用で、認知症と死亡リスクが上昇するとの研究結果が複数あると報告したのです。どうやら医学界や製薬業界はその火消しに必死になったようです。そのためかテレビ、新聞など一般報道は今はほぼ皆無になっています。

これら消化器系疾患は、胃壁《いへき》から分泌される胃酸が増えて、胃や十二指腸の粘膜を

傷つけることで発症します。

胃酸は食物を溶かすほどの強力な酸ですが、胃や十二指腸の粘膜には本来、胃酸から〝身〟を守るための防御機構が備わっています。その防御機構がストレスやピロリ菌感染などによって弱まってしまう。消化器系疾患はそれが原因で起こります。ですから、薬で胃酸の分泌を抑えることには、意味がありますし、これらの薬は即効性もあります。私もある程度治癒するまで飲んだほうが良いと思っています。

問題は、長期にわたって服用することです。

胃酸は食べ物を溶かして軟らかくし、胃に進入した細菌を殺菌して消化するために必要なものなので、減らし続けると菌の侵入を許し、胃の消化をジャマすることになります。消化が悪くなれば、ビタミン・ミネラルなどが不足して栄養不良となる可能性もあります。

またプロトンポンプ阻害薬には、肝障害、腎炎、視力障害、筋肉の融解、錯乱、貧血、血小板減少などの副作用があります。今回のアメリカの発表で副作用に認知症や死亡率の上昇が加わる可能性もあるわけです。H2受容体拮抗剤にも、無顆粒球症、筋肉の融解、意識障害、痙攣《けいれん》、腎炎など、多数の副作用が報告されています。

プロトンポンプもH2受容体も胃にしかないのではありません、脳にも、もちろん他の全身すべての細胞に多かれ少なかれ存在する可能性があるのです。

長く服用すればするほど、副作用の出る危険が高まるのは自明の理。症状が落ち着いたら、食事療法に加えて漢方薬に切り替えるのがベターです。六君子湯《りっくんしとう》、半夏瀉心湯《はんげしゃしんとう》、安中散《あんちゅうさん》など、保険適用の漢方薬があります。実は重曹も効果があります。胃液の逆流、逆流性食道炎の食事療法は原因物質である糖質を控えるのが効果的です。

ここで症例を一つ、紹介しましょう。

症例1　胃腸の調子が悪くげっぷ、ガスがおさまらない

【患　者】27歳女性
【来院経緯】10年前からげっぷが頻繁《ひんぱん》に出て、お腹も張ってガスがよく出ることに苦

しんでいた。しょっちゅう胃も痛む。機能性胃腸症、過敏性腸症候群と診断され、たくさん薬を飲んでいたがいっこうに改善されない

【既処方薬】ランソプラゾール15mg、ガスモチン（モサプリド）5mg、チワン（チキジウム臭化物）10mg、ガスオール（ジメチコン）40mg

処方されていた薬はどれも、胃腸薬や胃腸のガスを減らす薬です。飲むとガスは少し改善されるものの、げっぷはおさまらないという状態でした。また月経痛ならびに月経前のむくみがひどい、という症状もありました。

初診で「ストレスから胃腸の働きが阻害されている」と判断。漢方の柴胡《さいこ》桂枝《けいし》乾姜《かんきょう》湯《とう》5g（ストレス緩和）と茯苓飲合半《ぶくりょういんごうはん》夏《げ》厚朴湯《こうぼくとう》5g（ストレス緩和とげっぷを減らす）を投与し、ほかの胃腸薬はすべて中止し、糖質を控える指導をしました。

結果、10日ほどでげっぷは半分くらいになりました。

またHb（ヘモグロビン値）は正常でしたが、フェリチン（肝臓・脾《ひ》臓《ぞう》・小腸粘膜などに含まれる鉄タンパク質）が4以下と潜在性鉄欠乏症が確認されたため、ヘム鉄のサプリ

メント服用を指示しました。

1カ月後の診察では、胃腸の調子が良くなったので、ストレス緩和を目的に心理セラピーや気功も行いました。月経はまだつらいし、月経前は不安定な状態だったことから、布ナプキンを使うよう指示。半年ほどで、それもかなり改善されました。

機能性胃腸症や過敏性腸症候群はほとんど心の悩みで自律神経が乱れた結果です。西洋医学の薬は胃腸だけに働きかけ、心までカバーすることはできません。しかし、だからといって向精神薬を投与するのは論外。危険過ぎます。

その点、漢方薬は胃腸と心の両方に働きかけるので効果的です。それに加え心理セラピーとして腸心《ちょうしん》セラピー、音楽心理療法、気功などご希望により併用しました。

潜在性鉄欠乏症とは、ヘモグロビンは正常値なのに、フェリチンが低いという状態。鉄の貯金がないため、貧血になります。さらに鉄不足は、胃腸だけでなく精神的なものも含め体のあらゆる不調を誘発します。女性の不調は隠れた鉄不足が原因のことが少なくないのです。鉄補給は欠かせません。

とはいえ、健康保険のきく鉄剤は直接胃腸を強く刺激しやすいので、胃腸にやさしいへム鉄サプリメントを投与しました。

ちなみに布ナプキンは、化学物質に敏感に反応するタイプの女性には必需品。月経痛だけでなく月経時の出血量も減らすので、鉄欠乏の軽減にも役立ちます。

解熱鎮痛剤を飲むと、病気の治りが遅くなる

痛みの原因は血流障害

解熱鎮痛剤は一般的に「熱さまし」とか「痛み止め」と呼ばれている薬です。非常に種類が多く、また広く使われているので、服用した経験のある人は多いでしょう。私ももちろん頻繁に処方します。テレビでも宣伝され気軽に使われます。

その気軽さが問題。実は重い副作用が少なくないのです。世界的に有名な免疫学者で、新潟大学大学院医歯学総合研究科教授（退官後、同大学名誉教授）であった安保《あぼ》徹《とおる》医師は、解熱鎮痛剤の害について、次のように述べています。

「プロスタグランディンという体内物質には、①血管を開く　②知覚神経を過敏にして痛みを起こす　③発熱させる、などの作用があります。解熱鎮痛剤にはそのプロスタグランディンの産生を抑える働きがあります。

しかし痛みの原因は、血流障害です。解熱鎮痛剤でムリにプロスタグランディンの産生を抑えると、血管が閉じ、血流障害がさらに悪化します。

また知覚が麻痺《まひ》して痛みがおさまっても、根本原因である血流障害は改善されないまま。痛みがおさまって薬をやめると、再びプロスタグランディンが増えて血管を開き、痛みがぶり返します。まさに〝薬と痛みのいたちごっこ〟になり、薬がやめられなくなるのです。

病気を治すには、プロスタグランディンが起こす痛みや発熱などの不快症状をいったん通るしかありません。プロスタグランディンの産生を抑制する解熱鎮痛剤は、治癒過程をジャマするものなのです。

またプロスタグランディンは、アドレナリン産生を抑制する働きがあります。解熱鎮痛剤によってこの作用も抑制することになり、アドレナリンが増えて顆粒球が増加し、活性酸素が増える結果、組織破壊が進み、新たな病気を発生させる可能性もあります」（安保徹著『薬をやめると病気は治る』マキノ出版）

この警告には、私も同感です。

たとえば胃の内視鏡検査を行っていたところ、高齢者の胃潰瘍を頻繁に見つけました。疑問に思って調べてみたところ、ほとんどの方が膝痛などで整形外科にかかり、解熱鎮痛剤を服用していました。解熱鎮痛剤の乱用が別の病気を引き起こす典型例でしょう。

命にかかわる病気になるかも

解熱鎮痛剤には、ほかにも重い副作用があります。一つは、中毒性皮膚壊死《えし》症。服用直後もしくは数週間後に高熱、目の充血、粘膜のただれに始まり、全身の皮膚が一気に火傷のような状態になる恐ろしい疾患です。解熱鎮痛剤以外にも抗生物質など、多くの薬剤で発症します。

市販薬でも発症例があり、「先週飲んだ風邪薬で、今週、命にかかわる病気になる」ことすらありうるのです。厚生労働省の報告によると、２００５年10月～09年7月の約4年間に、２３７０件発生しているとか。軽視できない副作用と言えるでしょう。

またもう一つの重篤な副作用として、ライ症候群があります。これは小児に多く発症し、死亡率は30％にも上ります。

特徴的なのは、最初は風邪やインフルエンザ、水痘《すいとう》などに似た症状ですが、突然、脳障害から死に至ること。当初は原因不明とされていたものの、その後の研究で、「解熱のために服用したアスピリンが原因である」と判明しました。アスピリンを使用していると、発症の危険性が何と25倍にまで跳ね上がるのです。もちろんアスピリンだけではなく、他の解熱鎮痛剤すべてに同様の危険が潜んでいます。

アメリカやイギリスでは、この事実が医師や一般に広く知らされています。そして「発熱にアスピリンなどの解熱剤を使わない」ことを徹底させた結果、ライ症候群の発生率は激減したのです。

残念ながら日本では、私が見る限り、一般の方は元より医療現場ですら解熱鎮痛剤のこのような危険があまり知らされていないように思います。

さらに言えば、1998年ごろから問題視されるようになった「インフルエンザ脳症」というのは、解熱鎮痛剤を服用したために起こった障害であることが疑われます。あくまで私の想像ですが、薬の副作用にもっともらしい病名をつけて、無実のインフルエンザウイルスに責任を押しつけたようなものだと思っています。

発熱は治癒のプロセス

発熱に解熱鎮痛剤を使わないほうがよいことは、動物実験でも証明されています。たとえば、こんな実験があります。

14羽のウサギを細菌に感染させ、内7羽は薬なしで様子を見る、ほかの7羽には解熱鎮痛剤を使いました。結果、薬なしのウサギは、最初こそ高熱が出ましたが、5羽が生存。薬を使ったウサギは、熱は下がったものの、その後高熱がぶり返し、7羽すべてが死亡しました。

ほかにも多くの実験がありますが、結果はほぼ同じ。解熱鎮痛剤を使わないほうが、むしろ治癒率が高いことがわかっています。

人はウイルスや細菌に感染すると、脳の視床下部の体温中枢のスイッチがオンになり、体温が自動的に上がるよう指示されます。つまり、風邪やインフルエンザ、肺炎などで体温が上がるのは、ウイルスや細菌のせいではなく、それらをやっつけるため。

体温が上がると、白血球が活発に働くようになり、その他の免疫反応も活性化され、ウイルスや細菌の増殖が抑えられるのです。

一説によると、免疫力は体温が1度上がると5〜6倍に高まり、1度下がると30%低下するとされています。体は発熱することで最大限の防御をしているわけです。それを解熱鎮痛剤でムリヤリ下げることに何のメリットがあるのか、という話です。

大変な高熱にうなされたり、耐えられないほどの強い痛みがある場合を除いては、解熱鎮痛剤は極力使わないに越したことはありません。脅すわけではないけれど、わずか数時間、発熱や痛みから楽になるために、一生を棒にふる危険さえあるのですから。

私は風邪やインフルエンザの患者さんに解熱鎮痛剤はあまりお勧めしておりません。望まれれば処方はもちろんしますが、「使い過ぎると治りが遅くなるよ」と伝えたうえで、できるだけ使わないよう指導しています。「温かくして寝る」のが一番の治療法だからです。自分の治癒力が最高の名医である、ということです。薬を使うなら、漢方薬がベスト。葛根湯《かっこんとう》、麻黄湯《まおうとう》をよく使います。とくに初期の風邪なら、一時的に体温を上げて免疫力を高め、汗をかかせて解熱することができます。投与のタイミングが良ければ、非常にすっきりと治ります。

もちろん痛み止めとしても頭痛、生理痛、高齢者の腰痛などに頻繁に処方しますが、使い過ぎに注意することと、根本治療として温めることを基本とするように指導しています。

鼻炎の治療は腸を元気にすること

アレルギーは腸が弱って免疫が落ちて起きるもの

鼻炎などのアレルギーによく使われる薬に、Ｈ１受容体拮抗薬のアレジオン（エピナスチン塩酸塩）や、ロイコトリエン受容体拮抗薬のオノン（プランルカスト水和物）などがあります。

いずれもアレルギー症状を引き起こす物質の働きを抑えるもの。前者は脳内神経物質の一つであるヒスタミンを、後者は細胞内でアラキドン酸から合成される物質のロイコトリエンの受容体を抑制することで薬効があるとされています。

たしかに、鼻水やかゆみ、気管支喘息《ぜんそく》などの症状は緩和されますが、やはり眠気が生じるなど、脳に影響を及ぼすのです。副作用の問題は避けて通れません。

鼻炎の原因は実は鼻にはありません、原因は腸にあるのです。現代生活で腸が弱って免疫が低下、その結果鼻粘膜の機能が落ちただけなのです。腸の免疫力を回復させることが、薬を減らし根治につながる方法なのです。それには、腸管粘膜を刺激しアレルギーを誘発しやすい、乳製品や小麦、砂糖を減らし、乳酸菌サプリ、ビタミンDサプリなど免疫を高めるサプリを飲むことをお勧めします。

　安全に症状を緩和するには、漢方薬に置き換えるのがベターです。小《しょう》青《せい》龍《りゅう》湯《とう》や麻黄《まおう》附《ぶ》子《し》細辛《さいしん》湯《とう》などは効果が高いものです。ほかにも甜茶《てんちゃ》やシソなど、さまざまな代替療法・民間療法があるので、試してみてはいかがでしょうか。抗アレルギー薬を飲み続けるよりは良いと思います。

　鼻炎以外のアレルギーについても基本は同じです。やはり、食事療法と免疫を上げるさまざまな工夫をしていくことが大事だと思っています。アレルギーは〝腸が弱って〟起きるもの。薬にあまり頼らずに根本治療を心がけてほしいところです。

抗ガン剤はガンに無力どころか、発ガン作用がある

抗ガン剤の真実

抗ガン剤治療は現在、手術・放射線治療と並んで、ガン治療の3本柱の一つとされています。

しかし近年、「抗ガン剤の真実」とも言うべきことが明らかになってきました。

「ごく一部の疾患を除き、抗ガン剤治療は巨額の費用が必要とされながらも、患者を副作用で苦しめ、命を縮めさせるだけのものである」という認識が、一般にも徐々に広がってきたのです。元慶應義塾大学医学部放射線科講師の近藤誠医師や、Ｔｏｋｙｏ ＤＤ Ｃｌｉｎｉｃの内海聡《うつみさとる》医師、ジャーナリストの船瀬俊介氏らが啓蒙に尽力されたおかげでしょう。

抗ガン剤がガンに無力どころか、発ガン作用さえあることは、実は厚生労働省もア

メリカの議会もどうやらずっと以前からわかっていたようです。

実際、船瀬氏が厚労省の担当官を電話取材して抗ガン剤の効果について質問したところ、担当官から「抗ガン剤でガンは治せないし、発ガン性があります」という答えが返ってきたそうです。

またアメリカ国立ガン研究所（NCI）のデヴィタ所長（当時）は1985年、議会で、「抗ガン剤による化学療法は無力だ。抗ガン剤を投与しても、ガン細胞はすぐに反抗ガン剤遺伝子（ADG＝アンチ・ドラッグ・ジーンズ）を変化させ、抗ガン剤を無力化させてしまう。それどころか、強い発ガン性で他の臓器などに新たなガンを発生させる」と述べています。抗ガン剤が実は発ガン剤だったとは、衝撃的な見解でした。

続いてアメリカ議会ガン問題調査委員会（OTA）は、

「抗ガン剤多剤投与グループは、投与しなかったグループに比べて、命に関わる副作用が7～10倍になる。ガンが小さくなっても、5～8カ月で再増殖するため、生存期間は短い。ガンを治療しないほうが長生きする」

と報告し、「抗ガン剤投与でガン患者は救えない」と結論づけています。

こういった真実の情報が優に30年もの間、一般の方はもとより、医師にさえまったくと言っていいほど伝えられなかったのです。私ももちろん知りませんでした。

いまではかなり、抗ガン剤が一種の〝毒〟であり、副作用が強いことが知られてきました。それでも苦しみに耐えて、その治療を続けるのはなぜでしょうか？

強烈な副作用で苦しむ患者を目の前に診ながら投与を続ける医師側の理由はおそらく、「患者が望むなら、わずかでも治癒する可能性があるなら、治癒しないまでも延命効果が期待できるなら投与したほうがよい」ではないでしょうか？

投与される患者側の理由はなんだと思いますか？　これは後に述べましょう。

何もしないのが一番の治療のことも

けれども現実に、抗ガン剤である程度の治癒を期待できるのは、悪性リンパ腫、急性白血病、睾丸腫瘍《こうがんしゅよう》、絨毛《じゅうもう》ガン、小児ガンの一部のみ。ガン全体の患者数から見れば、ごくわずかな割合なのです。

延命効果については、「効果あり」とする医学論文はあります。ただ医師たちが根拠とする医学論文そのものに、真実と虚偽が入り交じっている可能性が否めません。真偽について一般の方はもとより、私のような開業医では、その判断が非常に難しいのです。

その辺り、多くの論文を読み解いた近藤誠医師が著書『抗がん剤は効かない』のなかで暴いていることは興味深いものです。とても残念なことですが、製薬会社の利益供与を受けている医師たちが、さまざまな手段で都合のいいデータを発表している可能性があることがよくわかります。

疑わしい論文の「3、4カ月の延命効果が認められた」という研究論文が仮に正しかったとしても、患者はそのわずか数カ月の間、副作用に耐え、ボロボロになりながら生きることになります。それが患者にとって幸せな医療でしょうか。疑問を感じずにはいられません。

一方で、〝製薬会社の息がかかっていない研究〟として、注目に値するものもあります。それは、世界最高峰の医学雑誌『The Lancet』に掲載された、イギリスで行われた研究。末期ガン患者を対象に、ガン放置療法、つまり何もしないで様子を見るだけにしたグループと、抗ガン剤を投与したグループに分けて、生存率を比較したものです。

結果、何もしないグループがもっとも高く、4種類の抗ガン剤を併用したグループがもっとも低いとわかりました。

また、前に触れたアメリカ議会ガン問題調査委員会の指示で、代替療法について行われた研究があります。それによると、食事・栄養・免疫・自然食・精神療法などの代替療法のほうが、手術や抗ガン剤などの通常療法より副作用が少なく、治癒率が高いと結論づけられています。

このほか、カリフォルニア大学のハーディン・ジェームズ博士の研究では、「ガン治療を受けた人の平均余命は3年、ガン治療を拒否した人の平均余命は12年6カ月」という結果が導き出されています。

やめるのが怖い？

OTAの報告を日本に紹介した健康問題評論家、今村光一氏は、「ガンで助かる人たちには二つのタイプがある。一つは医者に見放された人、もう一つは医者を見放した人である」と言っています。けだし名言だと、私は思います。

私も多くの抗ガン剤を投与されている患者さんを診てきました。私の説明で納得して抗ガン剤をやめ、代替療法を選択する方たちがいる一方で、半数くらいの方は抗ガン剤を続けながら代替療法の併用を希望されます。抗ガン剤は効かないとわかっていながら、また副作用の苦しさを体感しながらも、なぜかやめようとしないのです。

正直、理解に苦しみました。「なぜ、やめないんですか？」と聞くと彼らは決まってこう答えました。「抗ガン剤はやめたほうがいいと頭ではわかっているつもりですが、やめるのが怖いんです」と。そう、これが抗ガン剤を続ける患者側の理由です。例え強い毒であっても、副作用があっても、治療という行為をやめることへの恐怖、自分は治療しているんだという安心感、これが彼らを動かしていたのです。

時代も進み分子生物学を駆使した分子標的薬が流行していますが、中にはグリベックなど慢性骨髄性白血病にとても有効なものもあるのは事実です。しかし、強い副作用のあるものがほとんどであることに変わりありません。

ほとんどのガンにおいて、現在一般に使われている抗ガン剤は「薬」ではなく「毒」に働くことが多いのです。使う使わないはあなたに選択する権利があります。慎重に検討していただきたいと思います。

副作用のほとんどない有効なガン治療も世界中で研究され、すでに確実に存在するようです。まだ一般に広まらず、当然保険も使えないのが現実です。関係者の英断を強く望みます。

この章ではいくつかの薬の問題点を述べました。薬とは、血圧やコレステロールを下げる、痛みを減らす、菌を殺す、癌を小さくするなど、ある特定の目的のため他のすべてを犠牲にするという性質を持ったものなのです。これが現代薬の本質なのです。しかも原因ではなく、表に出た結果だけを取り繕うものなのです。次の章の薬もすべてそうです。それが許されるのはごく限られた場合だけのはずです。ですから薬の使用は慎重であるべきなのです。

市販薬との上手なつき合い方

市販薬は緊急対応。一時的な使用と心得て

「病院に行くほどでもないかな」という場合、市販薬を使う人も多いと思います。ドラッグストアに行くと、風邪薬、胃腸薬、鎮痛剤、頭痛薬、便秘薬、目薬、ステロイド軟膏《なんこう》など、ありとあらゆる種類の薬が棚にズラーッと並んでいますよね。

こういった市販薬は自分で選んで、あるいは薬剤師さんにアドバイスしてもらって、手軽に買える分にはいいのですが、思わぬ副作用が出たり、症状が悪化したりする場合もあります。その辺の判断が難しいので、私は特に長期間使い続けることはあまりオススメしていません。使うとしても、「緊急対応として、短期間服用する」のが原則です。「緊急」とは、たとえば風邪をひいてくしゃみ・鼻水・鼻づまり・発熱などの症状がひどい、何も手につかないくらい頭痛がする、下痢で何度もトイレに行く、大事

な仕事があるからとにかく痛みを止めたいなど。一時的に症状を抑えるためには、飲んだほうがいいと思います。

良くないのは、大した症状も出ていないのに予防を兼ねて飲むとか、もう症状がおさまっているのに飲み続ける、といったこと。「ちょっと不調があると、すぐに薬を飲む」ことが習慣になっている人は、やがて薬が効かなくなる場合もあります。

また「よく効く薬」を求めて、医療用医薬品の成分を市販薬に転用した「スイッチOTC薬」を飲むのも感心しません。たしかに効き目はありますが、もともと医師が判断して処方していた成分ですので、効くけれど、副作用も強い可能性があるのです。素人が気軽に使うのは安全性の面で疑問が残ります。

どうしても市販薬を飲みたいなら、漢方薬系のもの、もしくは古くから売られているものを中心にしたほうが無難です。

あとは〝おばあちゃんの知恵袋〟みたいな本を読んで、昔から伝わる民間療法を試すのも一つの方法でしょう。

飲み過ぎに注意しなくてはいけないのは、医薬品も市販薬も同じなのです。

3 章

減薬から断薬へ

――一生飲み続けなければいけない薬はほとんどない

〝降圧剤依存症〟になってはいないか

降圧剤の処方量はこうして増える

高血圧だからと、何種類もの降圧剤を飲んでいる患者さんが相当数いらっしゃいます。ここで一つ、ちょっと極端な実例を紹介しておきましょう。こんな例は少ないでしょうが、薬を疑うことは医師だけでなく患者さんにも必要なことだと思います。

症例2　降圧剤5種類で頻脈《ひんみゃく》に

【患　者】39歳男性。豆腐屋さんを営む

【来院経緯】30代後半から血圧が上昇したため、某総合病院の循環器科に通院。そのころの血圧は180／100程度。今後は当院で処方してほしいと来院

【既処方薬】アムロジピンOD5mg・2錠、ニフェジピン20mg・4錠、オルメテックOD20mg・1錠、ビソプロロールフマル酸塩5mg・1錠、トリクロルメチアジド2mg・1錠、ベザフィブラートSR200mg・1錠

某総合病院で循環器部長を務める医師が出したこの処方を一目見て、私は反射的にひっくり返りました。そんな私を見て、患者さんのほうがもっとビックリしたくらいです。彼にしてみれば、「大病院の大先生の言うことだから」と、120%信用していたのでしょう。

処方された薬のなかで、アムロジピンとニフェジピンはカルシウム拮抗剤、オルメテックはARB（アンジオテンシンⅡ受容体拮抗薬）、ビソプロロールフマルはβ遮断薬、トリクロルメチアジドは降圧利尿剤、ベザフィブラートは脂質異常薬。血圧系が5種類もあります。

しかもニフェジピンに至っては、10mg・1錠だけでも血圧がドーンと下がるのに、容量の大きいほうの20mgを4錠も処方されているではありませんか。

なぜこんなことになってしまったのか？

おそらく、この医師は血圧の値しか見ていなかったのでしょう。降圧剤を投与しても、なかなか血圧が下がらない。一つ足してみようか、まだ下がらない。もう一つ、もう一つと増えていったのだと思います。

この患者さんは明らかに、降圧剤の副作用で1分間120回と、ものすごい頻脈を起こしていました。加えて尿タンパクが「＋」で、腎臓の調子が良くなかったこと、ベザフィブラートのためか筋融解を起こしていたことなど、多くは薬剤性によるものであることが疑われます。

さらに尿糖が「4＋」と高く、糖尿病が疑われる状態でしたが、その診断はされていませんでした。

つまり、この医師は血圧以外のことはすべて見逃していたのです。

私はとりあえず、カルシウム拮抗剤を大幅に減らし、ベザフィブラートを中止。アムロジピン、オルメテック、メインテート（ビソプロロールフマル酸塩）の3種類・1錠ずつだけを残して、あとは全部やめてみました。

このたった1回の診療で、頻脈は1分間に120回から78回に減り、大量投与により「130／80」にコントロールされていた血圧は減薬により逆に「118／70」に低下したのです。

今後も様子を見ながら、徐々に減薬していく方針です。

血圧を決めるのは自律神経

血圧の薬は多種多様。1960年代は利尿剤が中心で、現在はARBとカルシウム拮抗剤が主に使われています。さらにACE阻害薬、α遮断薬、β遮断薬などがあります。おもな商品は次の通りです。

・ARB（アンジオテンシンⅡ受容体拮抗薬）
　　――ブロプレス、ディオバン、ニューロタン、オルメテック
・カルシウム拮抗剤――アムロジピン、ノルバスク、アダラート、カルブロック
・ACE阻害薬――レニベース、コナナン、セタプリル、アデカット

・α遮断薬――――デタントール、バソメット、ミニプレス、カルデナリン
・β遮断薬――――カルビスケン、ミケラン、インデラル

「拮抗」「阻害」「遮断」の文字があることからわかるように、これらの薬はいずれも人間の生理反応を抑えて血圧を下げるものです。

たとえばカルシウム拮抗剤は、動脈の血管壁の平滑筋細胞でできた層があって、この細胞が収縮して血管が細くなることにより血圧が上がるのを、この拮抗剤が抑えます。その収縮は細胞内にカルシウムイオンが流れ込むことが引き金になるので、その通り道であるCaチャンネルをふさいでしまうのです。

一見良さそうに思うかもしれませんが、問題はCaチャンネルが体内のさまざまな種類の細胞に存在することです。つまり血管の平滑筋細胞だけに作用するわけではないのです。

骨格筋の細胞に働けば、筋力の低下を招いて、寝たきりになる可能性があります。

骨の細胞に働けば、骨粗鬆症を起こし、骨折の原因になる場合があります。

免疫細胞に働けば、免疫力が低下し、ガンや感染症にかかりやすくなる危険があります。

「拮抗薬」「阻害薬」「遮断薬」の名をかぶせられた薬剤は、どれも同じ。「血圧を下げる」というたった一つの目的のために、全身の細胞を犠牲にしたり、多大なストレスにさらしたりするのです。

前に述べたように、高血圧には「基準値がつくりあげた病気」という側面がありま す。多くの人が「高血圧になると、血管が破裂して脳溢血《のういっけつ》になる」みたいなイメージを持っていると思いますが、それはある意味「脅し」のようなものです。

血管が破れる理由は血圧が高いことだけが原因ではありません。ストレスや有害物質、体の酸化・糖化などによって血管内皮が傷つけられて血管が弱くなっていることが大きな原因です。

実際、血管は血圧が200を超えたくらいで破れたりはしません。たとえば重量挙げの選手はバーベルを持ち上げるとき、瞬間的にですが、300を超えるそうです。また実験的には「1500にも耐える」そうです。

「血圧を決めるのは自律神経だ。人間ではない」とは安保徹先生の弁。自律神経が活動に必要な血圧をその都度決めて、上げたり下げたりしているのです。

朝、血圧が高いのは、これから活動を始めるための準備です。

怒ったり、心配したり、不安になったりしたときに血圧が上がるのは、血のめぐりを良くしてストレスに対処しようとするからです。

逆に、心穏やかに過ごしているとき、くつろいでいるとき、笑っているときなどは、血圧が自然と下がります。

降圧剤は言ってみれば、〝神さま〟が私たち人間に与えてくれた自律神経というすばらしいシステムに、いちゃもんをつけているようなものなのです。

ですから、薬で血圧をコントロールするより、多少高めでも気にせず、「血管内皮がより丈夫になるような、血圧が急に上がったり下がったりしないような穏やかな生活習慣」を持つことのほうが大切です。一言で言えば、食事と運動で血管を若返らせてあげればいいのです。

脳血管疾患の死亡率の推移

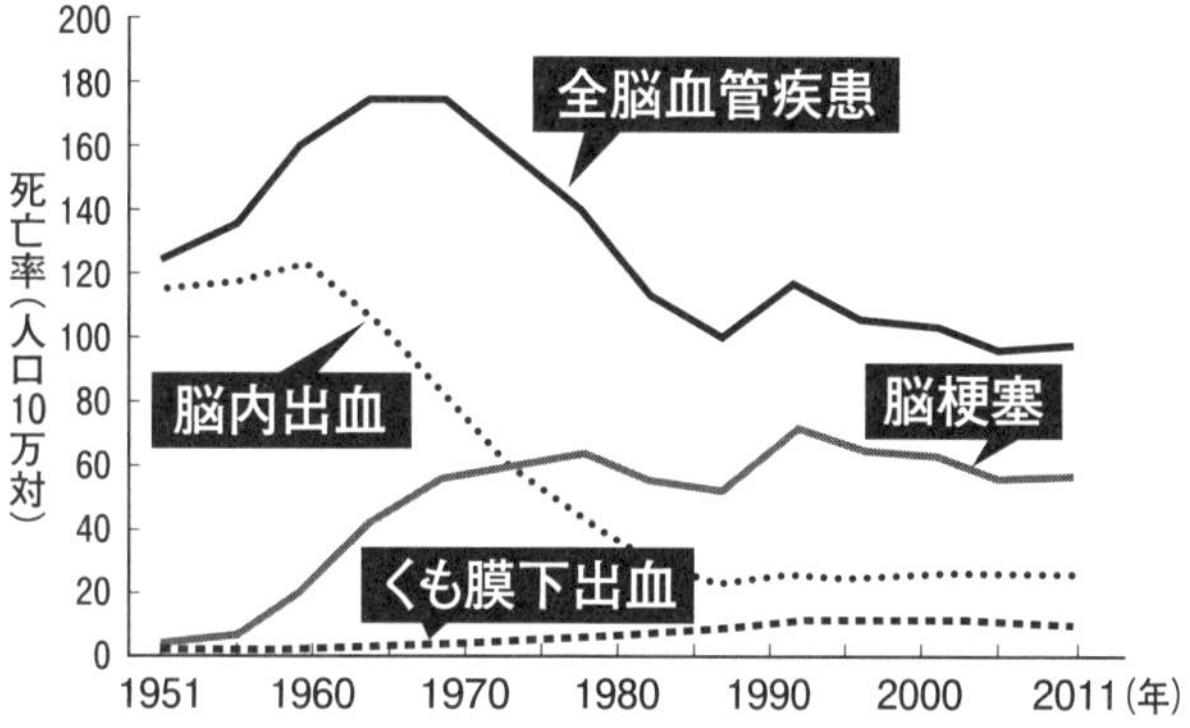

平成23年 厚生労働省「人口動態統計特殊報告」より

降圧剤で脳梗塞に？

ここに興味深いグラフがあります。「脳血管疾患の死亡率の推移」（厚生労働省「人口動態統計特殊報告」）を示したものです。

脳内出血が１９６０年ごろから急激に減っているのがわかりますね？　一方、脳梗塞で死亡する人は逆に上昇傾向にあります。１９７０年前後を境に、両者の死亡率が逆転しているのです。

この間、何があったのか。実は降圧剤の消費量が増えているのです。あくまで私の仮説ですが、日本人の栄養状態が良くなり、血管が丈夫になったおかげで脳内出血は減ったものの、降圧剤が一つの原因となって脳梗塞が増えた、という見方ができます。なぜなら、血圧が低下し、血のめぐりが悪くなると、脳梗塞を起こすリスクが高まるからです。血のめぐりを良くするために必要な「圧」が足りないために、血管が詰まったのではないかと推察されるわけです。

脅すつもりはありませんが、降圧剤はそんな危険もはらんでいることを覚えておいてください。乱用を防ぐ一つの知恵として。

断薬しろとは言いません

以上のことから、降圧剤は少しずつ減薬して、最終的には断薬にもっていくのがベストです。

ところが、そうとも言えない事情があります。患者さんが「断薬がベスト」と信じてくれればいいのですが、大多数の方が「飲まない」ことに強烈な抵抗を示すからです。

「降圧剤を飲まないと、大変なことになる」という刷り込みがあまりに強いと、その不安や恐怖が薬をやめる利点を上回り、悪い方向に働くことがあります。

そういう場合、私は「飲まないで不安」になるよりは、「飲んで安心」していただけるよう、弱い薬を少量使うようにしています。あとはビタミンCとか、副作用の心配がほぼなくて、何千年もの実績がある漢方薬とか、不足しがちなミネラルとして亜鉛などを処方します。漢方やミネラルにも「保険がきく薬」はたくさんあるので、薬代が高くつくということもありません。

大事なのは、患者さんが安心して健康に暮らせること。私は「薬やめる科」で減薬・断薬指導をしていますが、基本的に希望する方しか減薬・断薬はしません。「全部、断薬しろ」などとは、決して言いません。必要だと思ったときは積極的に薬を使いますし、患者さんが安心するなら、血圧の薬もコレステロールの薬も骨粗鬆症の薬も鎮痛剤も、極端にならなければ睡眠薬も実際使っています。

要するに、薬害も問題だが不安や恐怖のほうがより害が多いと思っているのです。患者さんが真に求めているのは、安心です。薬は今までその安心を得る手段だったのです。減薬・断薬は薬害が明らかな方、薬に不安を持つ方が体調を良くする一つの手段に過ぎません。

この本は、「薬で本当の安心は得られません」という情報を伝える本ですが、現状の薬で副作用もなく安心している方は無理に減らさなくても良いと思います。

“ステロイドの魔法”は長くは続かない

ステロイドとアドレナリンは命を維持する重要なホルモン

ステロイド薬は抗生物質と並んで、現代医学が手に入れた「魔法の薬」とも称するべきすばらしい薬。内服、点滴、外用、吸入、点眼、点鼻など、あらゆる方法で、体のさまざまな不調部位に用いられています。

おもな作用は、「炎症を鎮める」「免疫を抑制する」「アレルギー症状を抑える」の三つ。膠原病《こうげんびょう》、気管支喘息、皮膚疾患などに多く使われています。私もこれまで、とくに救急救命の仕事をしていた時期に、アナフィラキシーショックや喘息の重い発作、膠原病など、多くの重症の患者さんをステロイド薬で救ってきました。

ただ「効果は高いが、副作用が強い」ことが広く知られていて、「ステロイド＝怖い」というイメージを持つ方も多いかもしれません。それについては後述するとして、まず「ステロイドとは何か」を知っておいていただきたいと思います。

ステロイドは「ステロイド（副腎皮質）ホルモン」と呼ばれる物質。腎臓の上にある副腎という小さな臓器から分泌されています。このホルモンには糖質コルチコイドや電解質コルチコイド、女性ホルモン、男性ホルモンなどがありますが、薬はこのなかの糖質コルチコイドを化学合成したものです。

副腎からはもう一つ、俗に「戦うホルモン」と呼ばれるアドレナリンという物質が分泌されています。ステロイドはそのアドレナリンとともに、必要に応じて血圧や脈拍、血糖を上げていく働きがあります。生命の維持に欠かせない、重要なホルモンなのです。

たとえば気合いを入れて取り組まなければならない何かがあるとき、心臓がバクバクしますよね？　そういうときは脈拍と同時に、血圧も血糖も上がっているのです。「心身が戦闘状態にあるときにたくさん分泌されるホルモン」と理解してください。

加えて、ステロイドホルモンには日内変動《にちないへんどう》があります。昼間の活動期に多く分泌され、夜間の安静時に分泌が下がります。つまりステロイドホルモンは、自律神経の交感神経を強く刺激し、体を興奮状態にさせるわけです。そうして交感神経が興奮して優位になると、アドレナリンが副腎から分泌される。そういう仕組みです。

安保徹先生の理論では、「交感神経が興奮して優位になると、白血球の内、顆粒球が増加する。副交感神経が優位になると、リンパ球が増加してくる」とされています。リンパ球はステロイドホルモンと逆のパターンで、夜活性化され、昼間は活性が低いということです。ざっくり説明すると、白血球は免疫の主体となる血液細胞。その大半を占める顆粒球は、体内に侵入した異物に最初に攻撃をしかけ、それを消化・分解して処理します。一方、リンパ球は、同じく白血球にあるマクロファージの指令により免疫グロブリンという接着分子を出して異物を集め、処理します。

つまりマクロファージ、顆粒球、リンパ球などが互いにバランスをとって連携することで、免疫機能が成り立っている、ということです。

それはさておき、ステロイドホルモン・アドレナリンと、交感神経、副交感神経、顆粒球、リンパ球は非常に密接な関係性をもって動いています。表にすると、次のようになります。

	自律神経	ステロイド	アドレナリン	白血球
昼（興奮したとき）	交感神経優位	↗	↗	顆粒球増加
夜（安静のとき）	副交感神経優位	↘	↘	リンパ球増加

ステロイド薬の長期使用がダメな理由

ステロイド薬を服用している患者さんの血液を検査すると、常に顆粒球が異常に多く、リンパ球が異常に少ないことがわかります。

右の表を参照するとわかるように、それは交感神経が刺激されているということ。常に昼間の状態で興奮状態を強いられていることになります。かつてオリンピックのドーピングにステロイドが使われたのは、そのためです。

人工のステロイド薬はこうして、自然のステロイドホルモンの日内変動を消失させ、同時にリンパ球の日内変動にも強い影響を与えることになります。

以上のことを理解すれば、ステロイド薬を長く使い続けることがいかに問題かがわかると思います。

ステロイド薬を服用した場合、最初は異常なほど元気が出て興奮し〝疲れ知らず〟のような状態になります。またステロイド薬には、非常に強い抗炎症効果があるため、たとえばアトピー性皮膚炎などの炎症も、軟膏を一塗りしたら一晩できれいになることもあります。さらに免疫抑制効果も強力なので、膠原病のような自己免疫病の急性期に発現する激しい症状があっという間に落ち着きます。

ただし、初期の劇的効果が切れた後が問題。ステロイド剤の副作用が次々と現れてくるのです。安保先生は、

「慢性病にステロイド剤を使うと、それが体内に蓄積して酸化ステロイドに変化。新たな炎症を起こし、元の病気を難治化させてしまう」

と警告しています。

アトピー性皮膚炎になった患者さんは実感されていると思いますが、ステロイド軟膏は使い続けるとしだいに効果が落ちてきます。それどころか、ステロイド自体が酸化して皮膚炎を悪化させてしまいます。

それなのに、皮膚科医のなかには、効き目がないとなって、ステロイド軟膏をより強力なものに切り替える人すらいるのが現状です。患者さんのほうでも、「ステロイド軟膏はほんの一時抑えにしかならず、長期使用をすると難治性のアトピーに変化させてしまう」ことを知っておかなければいけません。

膠原病も然り。私の経験でも、膠原病の一種である全身性エリテマトーデス（SLE）を20歳のころに発症した男性が、20年以上もステロイドの服用を続けていた例があります。彼は40代で大腿骨頭壊死《だいたいこっとう》となり、人工骨頭の手術を受けたのでした。もう一つ、症例を紹介しておきます。

症例3　ステロイド剤の副作用で咳発作

【患　者】30代女性

【来院経緯】SLEにかかり、長期間、ステロイドを服用。ここ2年間、咳《せき》発作が止まらない

【既処方薬】プレドニゾロン5㎎・1錠

プレドニゾロンは最も使われるステロイド剤の一種。作用が強力で、長期使用により重大な副作用を招く可能性はもちろんあります。

私は最初、プレドニゾロンを続けながら、さまざまな代替療法を試みました。しかし、なかなか改善しませんでした。そこで最終的には、1年かけてプレドニゾロンを減量し、ゼロにしました。すると、咳発作はピタリとおさまりました。

あくまで、私の推測ですが、この女性はおそらく、ステロイド剤の副作用で内臓にカビ（真菌）が増殖していたのでしょう。

真菌は本来、おもにリンパ球により処理され、増殖が防御されています。ところがステロイド剤によりリンパ球が極端に少なくなってしまうため、この免疫システムが機能しなくなってしまうのです。

たとえば喘息でステロイド吸入をしている方は、吸入後にうがいするように指示されますよね？　それは、口腔内にカンジダという真菌が発生するのを防ぐためなのです。でも、その予防は完璧とは言えず、肺で真菌が増殖し、喘息が慢性化していくのではないかと、私は考えています。

同様に、アトピーでは皮膚で、膠原病では内臓で真菌が増殖する可能性があります。ステロイド剤はつまり、一時的に炎症を抑える効果はあっても、長期使用すれば真菌の増殖にともなう病状の慢性化を招く恐れがある、ということです。

当院では、ステロイド剤の常用歴のある患者さんには、可能な限り減薬しながら、ハーブや独自のサプリを用いた真菌対策を行い、一定の効果をあげています。

ステロイド剤は急にやめてはダメ

ステロイド剤を長く使い続けた場合、急にやめてはいけません。それまでステロイド剤で抑えていた症状が、一気に噴き出す危険があるからです。

たとえばアトピーでは、湿疹が急激に悪化し、耐えられないほどのかゆみ、痛みになる場合があります。

また膠原病などでは、外からステロイドが供給された影響で、副腎の働きが低下し、

〝自前のステロイドホルモン〟が産生できなくなることもあります。それにより命をつなぐステロイドホルモンが不足し、副腎不全という状態を招く危険があるのです。

ですから、何とか減量に協力的な医師を見つけ、その医師の管理の下でゆっくりと減らしていくのがベストです。漢方に詳しい医師なら常識ですが、柴苓湯《さいれいとう》という漢方薬を併用すると、ステロイドの減薬がある程度可能になってきます。

また自然治癒力を促進させるために、食生活を改善する、ストレスを緩和する、体を温めるなど、何らかの代替療法を併用するといいでしょう。当院でも後で述べるような方法を行いながら、ゆっくりと改善させていくことに努めています。

繰り返しますが、ステロイド薬はたくさんの命を救ってきた絶対に必要な薬です。ステロイド薬は急性期を乗り切るのには最高の働きをします。むやみに恐れて急に断薬することだけは、やめてください。ただし、たとえるなら、ステロイドは19世紀のイギリスの小説『ジキルとハイド』に出てくる二重人格の人物のようなもの。ステロイド薬が善人のジキル博士でいられる時間は、極めて短いのです。ステロイドがハイド氏の悪い面を現してきたら、主治医と相談してゆっくり手を切っていくことです。

糖尿病の糖質制限はほどほどに、油に注意

糖は大事なエネルギー、減らし過ぎない事

糖尿病薬には、スルホニル尿素剤（SU剤）、ビグアナイド剤（BG剤）など古典的なものから、インクレチン関連薬など、さまざまな新薬が発売されています。またインスリンを使っている方もおられるでしょう。

前にも述べましたが、糖尿病で問題なのは**血糖の急激な変動と低血糖**です。薬も糖質制限も血糖を下げることしか見ていない事に気づいてください。今まで、私は糖尿病の方に糖質制限をお勧めしてきました。確かに糖質を制限すると血糖は下がります。しかし糖質制限が一般化した後のさまざまな報告をみると早期死亡率が上昇するなど問題が多いことが分かってきました。私は考えを改め第5刷の本書で内容を大幅に変更する事にしました。

人間にとって低血糖は最大の問題なのです。脳も体もすべて、糖が十分あり糖の代謝が健全な場合にのみ健康を維持できるのです。この場合の糖とはハチミツに代表されるブドウ糖と果糖です。血糖が下がると、タンパク質や脂肪が分解されエネルギー源として使われていきます。しかしこの流れは低血糖に対する緊急の対応のため不完全燃焼であり病気の場を作ってしまうのです。糖質制限をやり過ぎた方は、体重が落ちて、筋肉量が減り手足が細くなり体力が無くなります。これは糖の不足で筋肉や脂肪が分解されるためです。これは臨床をみていると分かります。私が考えを改めるきっかけになったのは、崎谷博征医師の「糖尿病は砂糖で治す！」という逆説的な題名の本からです。崎谷医師によれば、糖尿病を含めてさまざまな病気を作り出す最大の原因は油であるプーファ（多価不飽和脂肪酸、オメガ6、オメガ3）です。糖尿病の薬を減らしたければ、基準を気にしすぎず、プーファをしっかり減らし、良い油を摂り、ハチミツに代表される良い糖質を摂る事です。もちろん、過剰な糖質は減らして運動する事は大事です。

睡眠薬を気軽に飲むな

日本はベンゾジアゼピン系睡眠導入剤の消費量が世界一

一般的に「抗不安剤」「睡眠薬」「安定剤」などと呼ばれている薬の代表的なものに、ベンゾジアゼピン系睡眠導入剤があります。

即効性があり、不眠や不安感などが即座に解消できるため、いまは精神科や心療内科はもとより一般内科、外科、婦人科、整形外科、耳鼻科、皮膚科まで、多くの科で当たり前のように処方されています。おそらく抗うつ剤と比較にならないほど、多くの患者さんが服用を続けているのではないでしょうか。参考までに、〝有名どころ〟の薬をあげておくと、

・ハルシオン（トリアゾラム）

・デパス（エチゾラム）
・ソラナックス（アルプラゾラム）
・マイスリー（ゾルピデム酒石酸塩）＊非ベンゾジアゼピンだが、ほぼ同じ効能と副作用がある。

などなど。最近はジェネリックも増えていて、「私も飲んだことがある」「私もずっと飲んでいる」という方も少なくないでしょう。

何しろ日本は、ベンゾジアゼピンの消費量が世界一！　病院で不眠や不安を訴えたら、必ずと言っていいほど、医師から「軽い睡眠薬、軽い安定剤ですよ」と処方されるくらいですから。

しかし逆に言うと、ベンゾジアゼピン系睡眠薬をそんなに軽く使っているのは日本だけなのです。なぜだと思いますか？

それは、欧米ではすでに、ベンゾジアゼピンは〝市民権〟を失っているからです。

１９５５年に発見されたベンゾジアゼピンという化合物は、60年代に入って、欧米で広く使われるようになりました。その代表がセルシン、ホリゾン（ジアゼパム）という薬。発売当初は無害であると信じられていました。

ところが70年代後半になって、服用中止後に体調不良になる人が続出し、社会問題となったのです。

たとえば女性雑誌『ヴォーグ』は「ヘロインよりはるかに悪質な中毒を引き起こす」と論じました。

また『ニューヨーク・タイムズ』は、1976年の記事で、「ジアゼパムは安全を謳《うた》っているが、恐ろしく危険な中毒性があり、常用者に死をもたらす直接的な原因になりかねない」と報道しました。

こういった報道を受けて、アメリカ政府が動き出さざるをえなくなったのです。1979年には、エドワード・ケネディ上院議員が上院保健小委員会公聴会で、「ベンゾジアゼピンは治療と回復が至って難しい依存症と中毒性という悪夢をもたらした」と発言しています。

そうして米国国立薬物乱用研究所は、学術論文を検討した結果、「ベンゾジアゼピンの睡眠促進効果は2週間以上続かない」ことを確認。さらに英国医薬品評価委員会も、「ベンゾジアゼピンの抗不安作用は4カ月以上持続しない」と発表しました。

これらの調査から、多くの国でベンゾジアゼピンは使用期間の制限を設けるようになりました。1980年代にはもう、販売量が大きく低下したのです。

それにもかかわらず、日本ではどういうわけか、こういった情報が伝えられることなく、21世紀に入って約20年経ったいまなお、処方期間の制限もなく、10年・20年服用し続けている人が少なからずいるのです。

こういう現実を知るとまさに日本人が薬漬けになっていると言わざるを得ません。

恐怖の副作用、依存症

人間の脳には、もともと精神を安定させる作用のある、GABAという神経伝達物質が存在します。そのGABAの作用を増強するのがベンゾジアゼピン系薬物。GABA受容体と結合することによって、GABAが単独で結合した場合よりも強力に脳内の活動をスローダウンさせます。それが心の不安や緊張を和らげ、眠気をもたらすわけです。

そういう効果自体は悪くはありませんが、問題は毎日のように服用してその状態が数週間続くと、ＧＡＢＡ受容体が疲弊して数が減少することです。やがて「ベンゾジアゼピンなしには、精神の安定が得られない体」、つまり依存症になってしまうのです。言い換えれば、ベンゾジアゼピンを増量しないことには、だんだん効かなくなってくるために不眠状態が続き、やめられなくなってしまう、ということです。

「デパス中毒」と呼ばれる人たちがいるのをご存じですか？

デパスはベンゾジアゼピン系睡眠薬のなかでももっとも依存性が強いとされています。乱用するにつれて依存度が高まり、デパスを求めてあちこちの病院をさまようようになります。それがデパス中毒になった人たちの末路です。

そんなふうに身体依存、精神依存を起こす率は、調査によって異なりますが、少なくとも10～30％と言われています。ベンゾジアゼピンを服用している膨大な患者数を考えると、依存症患者は恐ろしい数に上っているのではないでしょうか。

しかもベンゾジアゼピンの副作用は、これだけにはとどまりません。とりわけ問題なのは、「認知障害」「感情の障害」「神経や筋肉の障害」でしょう。

まず「認知障害」では、記憶力・理解力の低下が起こります。医学雑誌『Psychological Medicine』には次のような記載があります。

「ベンゾジアゼピンの長期服用者は集中力や記憶力、新しいことをする能力、問題解決能力の低下があり、しかも患者本人がその能力低下に気づいていない」

たしかに私も日々の診療で、10代・20代の若い人でもベンゾジアゼピンを飲んでいる方は理解力が著しく低下することを実感しています。同じことを何度も説明させられるのです。

これに関連してもう一つ、興味深い調査結果があります。認知症の一種であるアルツハイマー病の発症とベンゾジアゼピンの関連を調べたものです。

カナダ・ケベック州の健康保険のデータベースをもとに、2000年から2009年に初めてアルツハイマー病と診断された67歳以上の患者1796人と、同年代で未発症の7184人を調査した結果、

「ベンゾジアゼピンの服用が90日以下の患者では、アルツハイマー病の発症リスクは

高まらなかったが、91日から180日服用した患者は1・32倍、180日を超えて服用を続けた患者は1・84倍になった」

といいます。ベンゾジアゼピンには、アルツハイマー病を発症するリスクすらあるということです。

二つ目の「感情の障害」については、カナダの研究者が「ベンゾジアゼピンが抑うつ症状を4倍増大させる」と発表しています。

抗不安薬のはずなのに、不安が増えていくとしたら、服用する意味はないに等しいではありませんか。

私自身、ベンゾジアゼピンを服用している患者さんから、何度も理由のない不安を訴えられた経験があります。もちろんベンゾジアゼピンの副作用の可能性が高いので、減薬を指導しました。

そして三つ目の「神経や筋肉の障害」は、いろいろなケースがあります。たとえば音に過敏になり、ちょっとした物音でも非常に不快になるとか、視力が低下する、かすみ目になる、知覚の異常など、神経の障害をもたらすことが多いようです。

ベンゾジアゼピンにはまた、運動神経の興奮を抑える効果があるので、結果的に筋肉を弛緩《しかん》させる作用があります。そこに注目して、肩こりにデパスを処方する医師も珍しくはないのが実情です。

何とも信じられないことです。一時的に効くかもしれませんが、高齢者であれば筋力低下から転倒して骨折するなど、大変なことになります。

このように、ベンゾジアゼピンは怖い副作用がたくさんあるので、病院で間違っても「眠れなくて困ってる」とか「なぜか不安感が消えない」などと訴えてはいけません。お手軽にベンゾジアゼピンを処方され、依存症の闇に落ちていく危険が増大するだけです。

眠れないことを気に病むこと、それ自体を良くしていきましょう。よく「眠れなくて苦しむくらいなら、睡眠薬を使ってちゃんと寝たほうがいい」と言われますが、たまにだったら、それもありだと思います。しかし、連用するのは非常に危険と言わざるを得ません。時々、眠れないくらいで体調が悪化するほど、人の体はヤワではないのです。

減薬には離脱症状に耐える覚悟が必要

ここまでの話で、誰しも「いますぐベンゾジアゼピンはもうやめよう」と思うのではないでしょうか。

いままで服用したことのない人、ごくたまに服用したことのある人ならば、それはベストな選択肢です。ただ常用していた人は、そう簡単にはいきません。重篤な離脱症状に苦しめられる可能性があるからです。

離脱症状とは、麻薬や覚醒剤などでよく言われる禁断症状のこと。ベンゾジアゼピン離脱症候群とも呼ばれます。薬が切れることで、不眠・不安、焦燥感などの精神症状に加えて、肩こりなど筋肉異常、しびれなど知覚や五感の異常、動悸《どうき》、呼吸困難感、全身倦怠感《けんたいかん》、胃腸症状などありとあらゆる症状に苦しめられたりするのです。

ベンゾジアゼピンの場合は、急に中止すると、脳内のブレーキが壊れたような状態になります。ベンゾジアゼピンの常用でGABA受容体は大幅に減少し、GABAの分泌も減り、精神安定の一つ目の生理的ブレーキであるGABAはすでに無い状態になっています。そこに突然二つ目の薬物のブレーキ、ベンゾジアゼピンをはずすのです。そのため、脳が異常な興奮状態になって、心も体もブレーキが壊れた車のように暴走を始めてしまうのです。

もっとも発症しやすいのが、不眠と不安でしょう。GABAやベンゾジアゼピンが急激に効かなくなるのですから、当然と言えば当然です。この場合の不眠は「反跳性不眠」と呼ばれ、薬を飲む以前の不眠より激しいものです。

また異常なほどの肩こりになるのも特徴的。筋肉を弛緩させていた運動神経が興奮し、筋肉が異常活動を始めるからです。なかには、筋肉が勝手にピクピク動く症状を来す人もいます。

さらに異常興奮の反動として、全身の倦怠感を起こします。ほかにも自律神経の異常興奮によって、動悸、呼吸困難、胃腸の異常、五感の異常なども出てきます。

こういった離脱症状は、比較的軽い時期と非常につらい時期が交互に、寄せては返す波のように出てくるものです。もちろん離脱症状の重症度には個人差がありますが、副作用と同様、服用量・服用期間に比例して強く、長くなります。また、経験上、離脱症状に対する恐怖感、不安感が強い方、不安を解消しようとネットで過剰とも思える断薬知識を得ている方ほど症状をより強く感じてしまう傾向にあるのです。「病は気から」と言いますが、「離脱症状も気から」という部分がとても大きいことを感じています。

厄介なのは、離脱症状と副作用は区別がつきにくいこと。ベンゾジアゼピンを長期服用し、耐性を起こしている状態では、薬を飲んでも効かないわけですから、薬を飲みながら離脱症状を起こしているのも同然なのです。

ここで一つ、ベンゾジアゼピンの〝正体〟を如実に示す研究結果を紹介しましょう。それは、パニック障害や不安感などに多用されているソラナックス、コンスタン（アルプラゾラム）を用いたもの。パニック障害のある患者さんを二つのグループに分け、一つのグループにはアルプラゾラム、もう一つのグループにはプラセボ（偽薬）を投与し、その後で減薬、断薬し、発作の回数や状態を比較しています。

最初の8週間は、アルプラゾラムを用いた患者さんのほうが発作の回数は少なかったのですが、減薬途中の9週目になると逆転。断薬後の12週になると、アルプラゾラム服用後に断薬したグループの発作の回数が急激に増えました。

そればかりか、〝服用グループ〟の患者さんの35％に錯乱、知覚過敏、抑うつ、虫が体を這《は》うような感覚、筋けいれん、目のかすみ、下痢、食欲減退・体重減少など、多くの離脱症状が現れたのです。そして44％は、その離脱症状に耐えられず、再び服用を開始。さらなる依存への道を選択したといいます。

この研究をサポートしたのは、なんとアルプラゾラムの開発元製薬会社だったのです。彼らは薬の危険性を知っていたのです。

ベンゾジアゼピンはまさに「飲み続けるも地獄、やめるのも地獄」と言えます。

しかし希望はあります。離脱症状に耐えていると、そのうち徐々につらい時期に襲われる間隔が長くなります。患者さんの言葉を借りると、「頭にかぶさっていた重い帽子がはずれて、視界が開けたような感覚になる」そうです。そこまで行くと、うつろだった目が生き生きとし、肌艶も良くなり、知的活動もしだいに回復してきます。

私の経験では、最初の服用量の3分の1以下になると、そういった変化が見られることが多いように思います。完全断薬した後も離脱症状は続きます。これも、個人差はありますが、通常半年程度は辛い症状が波のように起きては消えを繰り返します。不安の少ない方、服用量の少ない方などはおよそ1年〜2年くらいで波が小さくなり間隔も空いてきてかなり症状は減ってきます。しかし中には何年にもわたって、辛い症状が続く方がいらっしゃいます。これもやはり心が大いに影響するようです。

初診のとき、私は必ず「断薬の苦しみに耐える覚悟がありますか?」と尋ねることにしています。そうして覚悟を決めてもらえれば、必ずやめることができます。

恐怖を捨てた人は断薬できる

今までベンゾジアゼピン、抗うつ薬をはじめとした、向精神薬の断薬をサポートしてきました。先ほども述べましたが、恐怖感、不安感が強い方、ネットや本で離脱症状や断薬の知識を詰め込んだ人ほど、禁断症状を強く感じ、減薬・断薬が困難になります。得た知識を忘れることはできないかもしれませんが、恐怖感、不安感は減らすことができます。その方法をアドバイスしながら、減薬・断薬をサポートしています。

ここで、臆病な方、不安の強い方にあえてお伝えしておきます。離脱症状はあなたを助けるため、自分の体が薬物を排泄《はいせつ》しよう、あなたを助けようと頑張った結果出てくるものです。とても辛いですが憎むものでも嫌うものでもありません。体に感謝しながら受け入れてください。嫌えば嫌うほど、かえって辛く感じます。

離脱症状の原因ははっきりしています、時間が経てば必ず消えていくこともはっきりしているのです。原因不明の謎の病ではありません。回復が確実に約束された一時的な病気だと思って安心してください。その症状を受け入れて淡々と待つことです。症状を緩和する方法は、安全な方法なら何をされても良いですよ。

以上、見てきたように、薬は患者さんの不安の原因を一切解決しません。逆に、不安を悪化させ、問題をより複雑にするだけ。ベンゾジアゼピンは最初は善人のふりをして寄ってきて、簡単に問題を解決してみせますが、その実、薬物依存と精神・身体の破壊を起こす危険な薬物と言っていいでしょう。

私に言わせれば、ベンゾジアゼピンは〝健康保険のきく合法麻薬〟のようなものです。最初が肝心です。まず飲まないよう、飲み続けないよう注意してください。

発達障害の子どもに向精神薬などトンデモナイ！

向精神薬の薬は覚醒剤を参考に開発

最近の医療の現場では、注意力が散漫で落ち着きのない子どもに、発達障害とかADHDなどと診断するケースが増えてきました。この診断自体、一部に疑問があるのは前に述べた通りです。

それだけならまだしも一番の大きな問題は、そんな子どもたちにリタリン、コンサータ（メチルフェニデート）などの向精神薬を処方する医師がいることです。

メチルフェニデートは1956年に発売され、薬理学的には「ドーパミンの再取り込みを阻害し、脳内のドーパミン濃度を増やす」とされています。患児に特徴的な衝動性、不注意、多動などの原因は、脳内の神経伝達物質であるドーパミン、ノルアドレナリンの働きが不足しているからだ、という視点から処方されているわけです。

こんな説明を「なるほど」と鵜呑《うの》みにしてはいけません。メチルフェニデートはもともと覚醒剤（アンフェタミン）を参考に開発されたものなのです。そんな薬を子どもに飲ませて安全なわけはありません。

ＡＤＨＤの子どもにメチルフェニデートを投与すると、最初のうちはおとなしくなり、授業に集中するようになったかに見えます。ところが服用を続けていくと耐性ができて、虚脱感に襲われ、無感情・無反応になります。

たとえばアメリカの心理学者ハーバード・リーは１９８７年、「メチルフェニデートを長期服用している子どもは、反応が少なく、主体性・自発性をほとんど見せず、関心・嫌悪のいずれの兆候も見せず、好奇心、驚き、喜びはほぼ露《あら》わにせず、ユーモアに欠けているようだった」と述べています。またカリフォルニア大学ＡＤＨＤ研究センターの心理学者ジェームス・スワンソンに至っては、「まるでゾンビのようだ」とまで言っています。

おとなしくさせることはできても、ほかの大切な資質がすべて蝕《むしば》まれてしまうのですから、投与する意味がないではありませんか。

驚くことに、アメリカでは１９７０年代末には何らかの疾患でメチルフェニデートを服用している子どもが約15万人だったのに、90年にはＡＤＨＤと診断されて同薬を服用する子どもが１００万人に届く勢いで増加。さらに２０１２年には、約３５０万人に上っているそうです。

そんな状況を危ぶむように、90年代にアメリカ国立精神衛生研究所は長期研究を行い、「子どものいかなる領域においても、刺激薬治療（メチルフェニデート）の長期的有効性は証明されなかった」と結論づけています。

また同研究所のピーター・ジャンセンらの研究では、「2、3年間服用を続けた子どもは、服用しなかった子どもと比べて、ＡＤＨＤの中核症状（衝動性、不注意、多動）が悪化している」ことも認められています。

アメリカのこの現状は日本にとって、決して「対岸の火事」なんかではありません。短期的に教室や家庭で扱いやすくなる以外には、子どもにメチルフェニデートを投与する意味は何もないのです。

メチルフェニデートの例ではありませんが、当院の症例を一つ、紹介しておきましょう。

症例4　チックで向精神薬を処方された

【患　者】7歳男児
【来院経緯】突然、自分の意思とは無関係に、意味もなく「あっ！」などと大きな声を頻繁に発するようになった。心療内科を受診したところトゥレット症候群と診断された
【既処方薬】リスパダール（リスペリドン）1mg・1錠、デパケンR（バルプロ酸ナトリウム）100mg・1錠

トゥレット症候群は発達障害の一つで、いわゆる音声チックの症状が出ます。当院を受診したときも、この男児は何度も「あっ！」と大きな声を発していました。

向精神薬の投与は病状をかえって複雑にさせて、回復不能になる危険があります。この男児についても、向精神薬は何の効果もないとのことで、私は徐々に減薬するよう指導しました。併せて、精神安定効果を期待して、大柴胡湯《だいさいことう》という漢方薬を6錠処方しました。

結果、2カ月ほどで声がかなり小さくなり、3カ月で声を発することもなくなりました。その後、症状は再発することなく、漢方薬のほうも徐々に減薬。およそ1年半で投薬を中止することができました。

チックの原因はよくわかっていませんが、精神的ストレスが症状の悪化に影響すると言われています。この男児の場合、母親に精神疾患があったため、過大なストレスを抱えていたものと推察されます。

いずれにせよ、とくに子どもの精神疾患には安全な治療を試みることがもっとも大切です。

この例では漢方薬が非常に有効でしたが、ストレスを緩和するための何らかの対策を講じることも必要でしょう。

発達障害は、日本では原因追及への議論が封印されてきました。先天的なものと決めつけられたのです。

しかし、アメリカの研究ではワクチン、食物アレルギー、電磁波、栄養障害、ストレスなどが強く疑われています。薬ではなく、それらへの対応が必要なのです。

抗コリン作用とは？

抗コリン作用とはアセチルコリンの働きを阻害することです。アセチルコリンは脳や末梢神経など全身に存在する最重要の神経伝達物質です。アメリカやイギリスの研究で抗コリン作用の強い薬は認知症の危険を高める事が解っています。実は抗うつ剤、ベンゾジアゼピン（睡眠薬、安定剤など）などには強い抗コリン作用があるのです。他に高齢者が良く飲む過活動膀胱（頻尿）薬、抗アレルギー薬も一部強い抗コリン作用があります。それらを飲んだ高齢者、成人、子供達はいったいどうなってしまうのでしょうか？

向精神薬の断薬の基本

私ども「薬やめる科」の患者で一番多いのは、睡眠薬、精神安定剤、抗うつ剤など向精神薬の断薬を希望する方たちです。それだけ依存と離脱症状に苦しめられている人が多いということでしょう。

ただ現実問題、少なくとも日本では向精神薬の断薬にマニュアルも前例もほとんどありません。医師の経験があるのみです。しかも、激しい離脱症状が出たとしても入院して安全に断薬できる施設もそれを助ける国の制度もほぼ皆無というのが現状です。

残念ながら一つ、明確に言えるのは、離脱（禁断）症状なしに断薬するのは極めて困難だということです。ですから、繰り返しますが、覚悟を持っていただきたいことを強調しておきます。

そのうえで私が取り組んでいるのは、少しでも症状を和らげ、できるだけ早く体内から向精神薬を排除していくこと。つまり「離脱症状の緩和」と「デトックス」、最終的には「向精神薬を飲むに至ったその根本を解決する」を治療の三大方針としています。まだ研究途上ではありますが、断薬に必要な七つのポイントをあげておきます。

①断薬、減薬すると自分自身で決断する

向精神薬をやめると自分自身で決断する事が最も重要です。

断薬の苦しさに耐える覚悟がないと、気持ちが揺らいでしまいます。

②家族、職場の理解を得る

薬に頼っていたことに後ろめたさがあるせいか、家族や職場に内緒で減薬・断薬しようとする人が少なくありません。それは、一番避けていただきたいことです。

なぜなら、減薬途中で精神が不安定になってきたとき、周囲がどう対応していいか、わからないからです。ときに自殺願望が起こることすらあるので、周囲の人に常に気にかけてもらうことが大切なのです。

また一人で断薬すると、孤独感が加わって、いっそうつらい思いをします。

可能な限り正直に、薬のこと、離脱症状のことを伝えて、理解しておいてもらう必要があります。

③向精神薬の種類、服用量、服用期間などに応じて減薬する

どんな向精神薬を服用しているのか、1種類なのか多剤併用なのか、服用していた量、期間はどのくらいなのか……患者さんはそれこそ千差万別なので、減薬方法を一律に述べることは不可能です。『アシュトンマニュアル』という海外の減薬・断薬マニュアルは存在しますが、あくまで参考程度です。

一般的な注意点をあげておくと、

・ほぼ2週間～4週間ごとに減薬すること。減薬後、多くは1週間以内に離脱症状が悪化しますが、2週目になるとやや緩和してきます。そうして緩和した後に、次の減薬に入るのが望ましいところです。

・服用期間が長いほど、時間をかけて減薬すること。個人差がありますが、1、2年かけてゆっくり断薬したほうが離脱症状は少なくてすみます。

・服用量が多い場合は、最初は減薬のスピードを速めても、あまり問題ないことが多いようです。その後、しだいに減薬スピードを緩めていくといいでしょう。

・多剤併用の場合、副作用の原因薬、危険性が高いとわかっている薬剤があれば、その薬から優先的に減薬すること。また同種の薬が併用されている場合は、半減期の短いものから減薬することをオススメします。

④代替療法、補助療法を併用する

代替療法、補助療法を行わず、単純に断薬すると、離脱症状が重くなりやすいものです。当院にも、個人的に断薬を試みたものの、耐えきれずに駆け込んでくる方がけっこういらっしゃいます。

そこでポイントになるのが、補助療法を併用すること。当院ではビタミンやミネラルの投与でデトックスと栄養補給を行うと同時に、音楽心理療法、腸心セラピー、矢《や》追《おい》インパクト療法、漢方薬、鍼灸《しんきゅう》治療、気功療法、アクセス・バーズなど心や体を整える治療を併用しています。またB－spot療法も離脱症状緩和にとても有効です。

さらに食事、運動、半身浴などのセルフケアを指導しています。そうすると、通常3カ月から2年程度で断薬を終了させることができます。

⑤恐怖と不安感を減らす

何度も述べますが、恐怖感、不安感の強い方、不安解消のために過剰な知識を詰め込んだ人は、離脱症状は増強しやすい傾向にあります。今ある症状の原因は薬であり、その薬をやめさえすれば、時間はかかっても必ず解決していくのです。原因不明の病ではありません。原因も解決方法もはっきりしています。つらいでしょうが、「そのうちよくなる」と安心してほしいのです。当院では、それらを減らす補助療法としてセラピーやカウンセリングを行っています。

⑥断薬後の精神の回復をサポートする

向精神薬を服用するに至った原因が、家庭や人間関係にある場合、回復後もその問題が継続していることがあります。それが解決しない限り、せっかく断薬しても、再び服用を始めるかもしれません。

何らかの心理療法を行い、患者さんの断薬後の人生がより良いものになるよう、サポートしていく必要があります。

⑦薬剤性フラッシュバックの知識を持つ

完全に断薬したからといって安心はできません。突然、服用していた過去の記憶がよみがえったり、急に精神が不安定になったり、体調を崩したりする場合があります。そんなときは「薬剤性フラッシュバック」が疑われます。過剰な知識の詰め込みはオススメしていませんが、この知識は必要だと思います。

西洋医学の薬物全般に言えることですが、向精神薬も石油由来のものが多く、油に溶ける性質があります。そのため、長期服用するうちに、脳や皮下脂肪に薬剤が溶け込んでいくのです。そして、完全断薬をして血液中の薬剤がなくなっても、脳や脂肪組織に薬剤が残ってしまうのです。それが何かのきっかけで血中に流れ出すと、あたかも薬を飲んだかのような状態になります。それが薬剤性フラッシュバックです。

誰にでも起こるわけではないし、いつ起こるかを予測するのは難しいものの、そういうことがあるという知識は持っておいたほうがいいでしょう。

症状の出方はさまざま。断薬後数カ月以内に起こることもあれば、数年後のこともあるし、何度も繰り返すこともあります。でも大丈夫。体から薬が抜けていくプロセスでもあるので、長い目で見れば喜ばしいことなのです。もし薬剤性フラッシュバックが起きたら、数時間から数日、体を休めて〝嵐〟が過ぎ去るのを待ってください。何度か繰り返したとしても、しだいに体がきれいになっていきます。大変な苦労を伴うので、最初から「服用しない」のがベストであることは言うまでもありません。

最後に行政の方に強く要望します。すでに国民の向精神薬被害は甚大なものとなっています。多数の方々が薬物依存となり社会復帰できずにいます。その損失は個人だけでなくすでに国家レベルです。国家予算は、それらの方々への経済支援、精神サポート、断薬施設建設、断薬法教育に使うべきだと思います。

（一般薬を含めた減薬、断薬の方法）

向精神薬、一般薬を含めた減薬、断薬の方法は病状に個人差が大きく一概には言えません。原則的にはリバウンドのないものから減薬していきます。通常、コレステロール薬、骨粗鬆症薬などからまず減らしていきます。胃薬は漢方薬の胃薬に置き換えていく事が多いです。

次章以降の代替療法、セルフケアを併用していく方がより安全に楽に減薬できます。

4 章

薬に頼らない「薬やめる科」の挑戦

——代替療法を組み合わせて体調改善

死亡原因の〝隠れた1位〟は医療が原因!?

「医原病」という言葉を聞いたことがありますか？

文字通り、投薬の副作用や手術の後遺症、医師の不適切な言動、または患者さんの誤解・自己暗示による心因的異常など、医療が原因で起こる障害を意味します。

病気を治すのが医療のはずなのに、こんな言葉があること自体、何だか不思議な感じがします。

しかし、それどころか医原病は死因のなかでも大きな割合を占める、というデータがあります。たとえばアメリカ栄養研究所のゲーリー・ヌル博士が2004年に発表した論文では、アメリカ人の死亡原因の1位が医原病とされています。人数は年間78万3936人にも上り、2位の心疾患（69万9697人）、3位のガン（56万3251人）より多いのです。

これが事実だとすると、何と毎日、約2千人が医原病で亡くなっている計算になるではありませんか。日々、大型旅客機4〜5機が墜落しているようなものです。

日本には同種の調査・研究はないものの、現代医療の現状から見れば、その結果は推して知るべし、でしょう。

また「ヘルシンキビジネスマンスタディ」――俗に「フィンランド症候群」と呼ばれる研究でも、注目すべきデータが呈示されています。

これは1974年から18年もの歳月をかけた国家的な大研究。38歳から54歳の男性会社員を次のA・B二つのグループに分けて行われました。

Aグループ（610人）は、健康調査のみで、医学的指導も投薬も定期的通院もなし。要するに放置した非介入群です。一方、Bグループ（612人）は介入群。食事・禁煙の指導を行い、血圧・コレステロールの値によっては投薬を行いました。とくに最初の5年間は定期的に通院させ、その後13年間は通常の受診としました。

果たして18年後、彼らはどうなったでしょうか。死亡率で見ると、BグループはAグループに比べて、死亡率が1・5倍も高かったのです。病因別に見ても、ガンこそあまり差はありませんが、ほとんどの疾患でAグループのほうが死亡率が低いことがわかりました。

この結果を前にすると、積極的医療を行うことがいかに意味のないものかが見てとれます。現代医療はもちろん必要ですが、医療行為によって病気を増やす側面がある、ということです。個人的には、日本ももしかしたら死亡原因の〝隠れた1位〟は医原病ではないかと想像しています。

「薬の9割はやめられる」というのは、個々には難しい方もいらっしゃるでしょうが、国民全体として考えれば十分可能な数字だと思います。そうなれば医原病もかなり減るでしょう。

私が「薬やめる科」を開設した背景には、こういった事情もあります。

本章では、そんな私が「薬やめる科」で皆さんの健康を回復するために挑戦していることを、具体的に示していこうと思います。

治療の極意は「毒を入れずに毒を出す」こと

ここ数十年で急激に増えた病気を総称して「現代病」といいます。たとえば各種のガン、アトピー性皮膚炎・アレルギー性鼻炎・喘息などのアレルギー疾患、リウマチ・膠原病などの免疫病、潰瘍《かいよう》性大腸炎・クローン病などの炎症性腸疾患、糖尿病、脳梗塞、認知症、子宮内膜症、うつ病、発達障害等々。どれも昔から存在している病気ですが、明治維新を経て戦後、西洋文明が雪崩を打って流入したことで、〝病気事情〟も大きく変化したと言えるでしょう。

原因はさまざま。食をはじめとするライフスタイルが変わったこともあれば、電化製品が増えたこと、交通が発達したこと、パソコンやインターネットの浸透により情報化社会が進展したこと、心身に悪影響をおよぼすストレスが増大したことなど、現代生活そのものに病の原因が潜んでいます。

以下に示す、九つの治療ポイントから分かるように、現代病の原因は一つではありません。たくさんの要素が重なりあい、お互い影響しながら絡み合って病気が発生しているのです。たった一つの特効薬で治療はできないのです。それぞれ現実的にできる範囲で対応するしかありません。現代に生きている以上、100点満点の医療は不可能なのです。

あえて、治療の極意を述べるとすれば「毒を入れずに毒を出す」でしょうか。毒とは何でしょう。薬を含む化学物質、有害金属、有害微生物や電磁波など、もちろん、不安など心の毒も含みます。毒を出すとは、それらを減らすことに加え毒を出す力を応援することです。

薬を減らす、もしくはやめることは、多くの病気の原因を一つ取り除くことに過ぎませんが、健康を維持するためには非常に重要な要素です。私ども「薬やめる科」はそこに一つの軸足を置き、緊急時を除いては体・心を傷める〝危険な薬〟は極力処方を少なくして、できるだけ安全な薬や代替療法を用いるという方針を貫いています。

具体的には、次の9項目を治療ポイントとしています。

ポイント1　**腸内フローラの改善**

腸には100種類以上の腸内細菌が生息し、絶妙のバランスを保っています。そうして形成されるのが「腸内フローラ」です。この腸内フローラの状態が心身の健康に深く関わっていることから、近年、大変な注目を集めています。

とくに大腸には、総数100兆超とも言われる腸内細菌が存在。小腸内側の粘膜にあるパイエル板《ばん》という免疫センターとともに人体の免疫の6、7割を担当しています。つまり腸内細菌なしには、免疫が十全に機能しないわけです。

俗に「乳酸菌、ビフィズス菌などは善玉菌、大腸菌、ウェルシュ菌などは悪玉菌。ほかに日和見《ひよりみ》菌という善でも悪でもない腸内細菌がある」とされていますが、本来、腸内細菌に善も悪もありません。たとえば悪玉菌と言われる大腸菌だって、ビタミンBを生成するという人体に有益な役割を担っているのです。

要するに重要なのはバランス。善玉菌も悪玉菌も、健康なときにはおとなしくしていて不調があると悪さを始める日和見菌も、バランスよく存在し、それぞれの役割を果たせるよう、腸内フローラが整っていることが大切なのです。

また腸内フローラは、心の状態とも密接に関係しています。緊張したり、ストレスがあったりすると、お腹が痛くなる、というようなことは誰しも経験があるはず。それも、腸内フローラや自律神経のバランスが崩れることによって引き起こされるのです。東京医科歯科大学名誉教授の藤田紘一郎氏は、著書『腸内革命』(海竜社)のなかで、次のように述べています。

「セロトニンやドーパミンは脳や体を覚醒させる幸せ物質である。そのセロトニンは小腸粘膜で体全体の90%が産生されるが、乳酸菌が不足すると十分に産生できなくなる。ドーパミンも同様に、乳酸菌があって初めて豊富に産生される。しかもセロトニンは、メラトニンという睡眠ホルモンに変化し、良い睡眠をもたらす。つまり腸内が健康だと、心も体も健康なのである。

ただし腸ならびに腸内フローラは非常に繊細な面を持ち合わせている。食事や汚染物質はもとより、ストレスにも影響を受けやすい」

これは言い換えれば、腸や腸内フローラは汚染物質とストレスの二重の苦しみに耐えながら、日々働いているということ。だから、腸内環境の改善は治療の最重要ポイントの一つになるのです。これらに対して、食事療法やサプリメントで主に対応しています。

ポイント2　扁桃《へんとう》、上咽頭《じょういんとう》、副鼻腔《ふくびくう》、口内環境の改善

口やのど、鼻は外から異物が侵入する入り口でもあるので、非常に重要な治療ポイントです。まず、扁桃《へんとう》は、腸と並んで免疫の要《かなめ》です。慢性的な炎症があると、腎臓、心臓などの遠いところにある臓器、さらには皮膚にまで、重い病気を発生させる可能性があります。扁桃が「病巣感染」と呼ばれる病態を発生させるのです。

加えて最近になって、上咽頭、副鼻腔、歯科領域の慢性感染からも病巣感染が起こることがわかってきました。この部分はBｰｓｐｏｔ療法（後述）や矢追インパクト療法（後述）、漢方などで積極的に治療するように努めています。

とりわけ歯科領域には、詰めもの・クラウン・矯正器具・インプラントなどの歯科金属の問題があります。歯科金属がアンテナとなって電磁波を増強することもあるし、水銀を主成分とするアマルガムが有害金属汚染を発生する場合もあります。さらには

噛み合わせの不具合が筋肉や精神のトラブルの原因となったり、神経を抜いた歯根部が微生物の巣窟となって病巣感染を引き起こしたりする恐れもあります。なので私はできるだけ、こういうことを学んだ歯科医を患者さんに紹介するようにしています。

このように、病巣感染など慢性感染による免疫異常は、今まで見逃されてきた領域です。それらへの対応は必須だと考えています。

ポイント3 栄養状態の改善

現代人の多くは、肥満でありながら、栄養失調。糖質やトランス脂肪酸などの異常な油、乳製品、肉類の多い食事によりカロリー過多ではあるけれど、ビタミン・ミネラルが圧倒的に不足しているのです。

食材そのものにビタミン・ミネラルが欠乏しているうえに、加工食品や添加物の多用でビタミン・ミネラルがどんどん減っていくという悪循環を呈しています。食生活の改善は、あらゆる病気の根本治療の要と言っていいでしょう。食事療法とサプリメントをお勧めしています。

ポイント4　骨格、筋肉の状態の改善

日常生活で体を動かす機会が減ったことから、大多数の現代人が運動不足の問題を抱えています。

運動不足になると、当然、筋力が低下します。姿勢が悪くなって、筋肉のアンバランスから骨格にわずかなズレも起こります。それにより、神経や内臓の働きが阻害され、内臓疾患、自律神経の異常、運動器疾患、痛みなど、さまざまな病態が発生するのです。

とくに多いのは、脊椎と骨盤、仙骨のズレ。ここから脊髄神経が伸び、あらゆる内臓に分布しているので、その流れが悪くなって病気が発生するのです。

厄介なことに、このズレはレントゲンでもわからないわずかなものであるため、現代西洋医学では軽視されがちでした。カイロプラクティックや整体の世界で取り入れている考え方を用いて、筋肉・骨格のアンバランスを調整する必要があります。当院では鍼灸や気功、「イーマ・サウンド」という音響振動療法でそれらに対応しています。

ポイント5　化学物質、有害金属などのデトックス

人間の体は非常にコンパクトな化学工場のようなもの。体内では、常に複雑な化学反応が起こっています。そこに非生理的な化学物質や有害金属が入れば、化学反応に狂いが生じることは自明の理です。

薬やワクチンはもちろんのこと、添加物、農薬、洗剤など、生活関連品にも化学物質や有害金属は多く含まれます。私たち現代人は、そういった毒のなかで暮らしているに等しいのです。

毒を摂取しない努力も必要ですが、それには限界があります。当院では環状重合乳酸、マコモ、αリポ酸、グルタチオンなどデトックスサプリ、グルタチオン点滴、断食などより積極的なデトックスも行っています。

ポイント6　電磁波・静電気への対応

電気はいまや生活に欠かせないものです。問題は、体を蝕む電磁波を発生し、同時に体が静電気を帯電《たいでん》することです。

人間の体にはもともと微弱な電流が流れているのですが、そこに何百倍もの電磁波が外部から入ってくるのですから、異常を起こさないほうが不思議なくらいです。電磁波のために皮膚・脳・脊髄などに静電気が蓄積し、体の病気のみならず精神の病気をも引き起こす危険が大なのです。いまや、電磁波対策抜きに現代病を治療するのは難しいと言っていいくらいでしょう。

とはいえ、電磁波はいまや身の回りにあふれ返っています。パソコン、スマホ、テレビ、ゲーム機、Ｗｉ－Ｆｉなどの無線ラン、ＩＨ調理器、エアコン、電気自動車などは、強力な電磁波を発生させます。

盲点は二口のコンセント。アースがないと、余った電気は電磁波として、部屋にいる人すべてに影響を与えます。

ほかに、高圧線やケータイの基地局近くも非常に危険。欧米と違って日本の基準は緩いのです。

そうしたことを理解し、なるべく電磁波から遠ざかって暮らす必要があります。当院では電磁波対策アドバイス、丸山修寛医師開発の電磁波対策用品を紹介しています。

ポイント7　微生物感染への対応

　免疫力が低下すると、外部からの感染を起こしやすくなります。ふだん影響のない常在菌ですら、病気の原因になるのです。

　そのときに忘れられがちなのが、真菌、カンジダなどのカビの存在です。ステロイドや抗生物質を多用すると、カビを増殖させる危険があるのは前に述べた通り。多用しないよう、注意する必要があります。

　寄生虫も忘れがちな問題です。佐賀の矢山《ややま》クリニック院長、矢山利彦医師は近年、糞線虫《ふんせんちゅう》という微細な寄生虫の感染が増えていると指摘しています。肥料から発生し、生食により感染することが多いようです。そうするとステロイドなどで増殖するので、病気の慢性化を招く危険があります。

　そういった感染から身を守るには、免疫力を向上させるとともに、微生物への直接的な治療も行ったほうがいい場合もあります。治療にはサプリメントも使いますが、必要に応じてそれらに有効な抗生物質を使うこともあります。

ポイント8　体温の維持と免疫力の向上

健康な人間は体の中心部の温度が37・2度くらいに保たれています。それが体温を測る体表では、36・5度前後になります。ところが最近は、「平熱が35度台」という低体温の人が増えています。

「体温が1度下がると、免疫力が30％低下する。逆に、体温が1度上がると、免疫力は5、6倍に跳ね上がる」

とされていることを考えると、低体温が良くないのは言うまでもありません。

低体温になる原因は、現代生活、つまり運動不足と栄養不足、薬や添加物など有害物質によるものです。それらにより、代謝が低下して低体温となっているのです。そこを正していくことも大切ですが、逆からのアプローチも可能です。体を温めることによって体温を上げ、体の代謝機能や排毒作用を向上させていくのです。

免疫力の向上は、病気になりにくい健康な体をつくるうえで、非常に重要なこと。低体温にならないよう、気をつけなければなりません。体を温める指導も行いますが、矢追インパクト療法など特殊な療法も体温向上に有効です。

ポイント9 心や意識の状態の改善

言い古されたことながら、「病は気から」というのは、いつの時代においても真実です。ここまで述べた八つのポイントをすべて包括し、すべてに影響する最大の治療ポイントと言っていいでしょう。

たとえ病気になっても、医師が「大丈夫、良くなっていますよ」と一声かけただけで、どんどん良くなっていくことだってあるのです。逆に、余命宣告を受けたり、医師や周囲の人からネガティブな情報がもたらされたりすると、それが潜在意識に刷り込まれ、回復の機会が奪われます。

極端な話、前の八つのポイントを完璧に行ったとしても、心の持ちようを間違えれば、すべてがご破算になると言っても過言ではありません。私は医師になって、心や意識の持ち方で病気の回復状況がまったく違うという経験を何度もしてきました。風邪にはじまり、ガンなどの難病まですべてです。漢方薬やサプリの効き方もまったく同様です。一言で言えば、雑念のない素直な方は病気の回復も早く、薬も効きやすいのです。

健康を維持するうえでも同様です。たとえば食事にこだわる方たちが無農薬野菜を食べているとしても「病気がこわい」から、恐怖から逃げたいからという心で食べていると、必ずしも体に有効に働かないようです。「おいしいから」ならＯＫ。同じ行動でも、出発点が違えば、結果はまったく違ったものになります。

ということで、八つのポイントに対応することは大事ですが、そんなに神経質にならなくてもけっこう。頑張らないことがポイントです。人間の体は余計な事や余計な心配をしすぎなければ自然に健康になるように作られています。少々の病気なら、自然治癒しますし、毒も排泄できます。心の状態さえ健康に保たれていれば大丈夫なのです。

少しくらい化学物質や電磁波などにさらされても、気にし過ぎることなく、明るい気持ちで生きていきましょう。そのほうがよほど健康の役に立ちます。

当院ではカウンセリングに加えて音楽心理療法、腸心セラピー、アクセス・バーズ、イーマ・サウンド、「なみのりふね」など、心と意識を浄化するセラピーで応援していきます。

代替療法あれこれ

西洋医学以外の治療法は総称して「代替療法」と呼ばれています。そして西洋医学・代替医療それぞれの良いところを組み合わせて医療を行うのが「統合医療」。私は現在、この統合医療を行っています。

真の医療とは、個人の状態に合わせて手を尽くすこと。それが私の考え。砕いて言えば、「患者さんが治るのなら、治療法は何でもいい」というスタンスです。

代替医療は民間医療も含めて種々雑多。簡単安価で効果の高いものから、高額なのにまったく効果のないものまで、まさに玉石混淆《こんこう》です。しかし、試さない手はない。というのも、外傷や救急などは現代西洋医学の得意分野で、他の療法ではかなわないものの、慢性疾患においては多くが代替療法のほうに軍配が上がると実感しているからです。とくに当院は基本的に内科のクリニックなので、自然と代替療法の比重が重くなる、というのもあります。

私はこれまで、ほんの短期間しか行わなかった療法も含めて、優に40～50種類の代替療法を試みてきました。その経験から、副作用が少なく、本当に有効なものを選んで、10余りの代替療法を行っています。

一部ではありますが、参考までにざっと紹介しておきましょう。後半は気や感情、意識など目に見えない世界の治療です。

【漢方薬】

みなさん、漢方薬には多少馴染みがあるでしょう。漢方とは、数千年前に中国大陸で発生した、薬草（生薬）を使った治療法。日本では安土桃山時代から江戸時代にかけて急速に発展しました。明治に入って西洋文明が流入して以降は、やや下火になりましたが、近年は見直される傾向があります。

なぜなら、漢方は人間を個々の臓器ではなく、体全体で捉え、西洋医学では対応できない病状を改善することが可能だからです。

具体的には肝・心・脾・肺・腎の「五臓」とか、生体を構成する目には見えないエネルギーである「気・血・水」といった独自の理論の下、適切な漢方薬を投与する、というものです。漢方薬は自然由来の薬草を使ったものなので、西洋医学の薬に比べて副作用が非常に少ないことも特徴的です。

私はより有効に漢方薬を使えるよう、20年以上にわたって漢方を学んできました。いまも勉強中です。もちろん万能ではなく、無効な例もしばしば経験しています。きわめて古い時代に成立した医学なので、電磁波や化学物質汚染など、現代病への対応には限界があるからです。

そういった経験を踏まえて、私はいま、症例ごとにさまざまな漢方薬を処方しています。保険も使えて比較的安価にもかかわらず、効果は即効性もあり、体質改善にも使える非常に有効な治療法だと確信しています。

もっとも、漢方薬だって薬ですから、少ないとはいえ副作用が起きることはあります。やめるに越したことはありません。他の療法と併用しながら、根治に近い状態まで改善できたら、できるだけ漢方薬を中止もしくは大幅減量するようにしています。

【鍼灸】

みなさん、よくご存じの通り、鍼灸は気・血の通り道である「経絡《けいらく》」や、体の異常に反応する経絡上の「ツボ（経穴《けいけつ》）」を鍼《はり》やお灸で刺激することによって、さまざまな病気を治療する方法です。

いまや世界的に認知されていますが、日本ではやや冷遇されている感があります。健康保険がごく限られた病気にしか使えないのです。それでも最近は、鍼灸を学ぶ医師も増えており、根治療法・対症療法のいずれにも使える療法として注目されています。当院では、専門の鍼灸師に治療を任せています。

【矢追インパクト療法】

矢追インパクト療法は、1980年代に矢追博美《やおいひろよし》医師が私費を投じて研究・開発した画期的ともいえる治療法です。国連、アメリカ大統領からも表彰を受けているほどです。元々はアレルギー疾患の治療法として創始されました。しかし、その後アレルギー以外にも多くの効果がある事がわかりました。

これは、従来のアレルギー治療の減感作《げんかんさ》療法とは、似て非なるものです。矢追インパクト療法とは、アレルギーの原因物質のエキスを数千万倍から数兆倍に薄めたごく微量の液体を皮下注射することを繰り返す療法です。適度な間隔で注射の刺激を体に与えることで、患者さん本人の持つ免疫のポテンシャルを回復させ、自然治癒力を最大限に引き上げます。

矢追医師の研究では、インパクト注射直後より、ドーパミン、セロトニン、ノルアドレナリン、アドレナリンなどの神経伝達物質が通常の何倍にも上昇することがわかっています。また繰り返し行うことによって、多くの方は体温が0・5度から1度近く上がります。それだけ免疫が賦活《ふかつ》されるということです。

アレルギー性鼻炎、副鼻腔炎などは特に高い効果があります。半数以上が1回の注射で一定の効果が出ることが多いのです。通常は1週間に1回程度の注射を繰り返し、改善を見て徐々に間隔をあけていきます。個人差はありますが、だいたい半年から1年ほど、一定の間隔で注射を続けると、その後は注射を完全にやめても鼻炎は非常に軽くなります。なかには、ほとんど治癒する方もいらっしゃいます。薬があまりいらなくなるのです。

矢追インパクト療法は免疫を上げる効果があるため、各種アレルギー性疾患だけではなく、神経痛など痛みの病気、肩こり、腰痛や蕁麻疹《じんましん》など皮膚病、慢性の下痢・胃痛、ガンの補助療法などあらゆる疾患に一定の効果があります。もちろん減薬、断薬の際にも大いに活用しています。

【Ｂ－ｓｐｏｔ療法（ＥＡＴ）】

慢性上咽頭炎という考え方があります。上咽頭の慢性炎症が多くの病気を引き起こすというものです。その炎症を起こした上咽頭部分をこすって、粘膜をはがし再生を図る治療です。近年はＥＡＴ（イート）とも言われます。

治療に苦痛はありますが、慢性頭痛や副鼻腔炎、場合によって腎臓病なども劇的に改善する可能性のある療法です。仙台の腎臓内科医、堀田修医師が中心となって啓蒙されています。Ｂ－ｓｐｏｔ療法は向精神薬の断薬時の離脱症状の緩和にも極めて有効です。近年ではコロナやコロナワクチン後遺症にも有効との報告があります。

【イーマ・サウンドセラピー®（音響振動療法・サイマティクス）】

可聴域の音もしくは音＋光を体全体にあびる事で、体と心を整えていく治療法です。「素粒子、原子、分子、細胞、臓器、肉体はすべて固有の振動数を持ち常に振動している」。これは科学的に証明された事実です。そして、病気になるとその振動が乱れてくるのです。

イギリスのサー・ピーター・ガイ・マナーズ博士や日本の松下幸訓氏らの研究により、臓器のもつ**本来の健康な振動数**が特定されました。その音を病気の体に当てる事で、臓器が本来の働きを取り戻し体と心が回復していくのです。マナーズ博士、松下氏はイギリスで治療を実践されたくさんの実績を残されました。当院は10年以上前からこの治療を行っており、現在はイーマ・サウンド（音のみ）と最新鋭のOTOtron（音＋光）で治療を行っています

【栄養療法】

健康を維持するには、栄養状態を良くすることが最重要ポイントです。食事から摂

るのがベストですが、たとえば化学肥料・農薬まみれでビタミン・ミネラルの含有量が減っている野菜のように、近年は栄養豊富な食材を得るのが難しいのが現状です。サプリメントで補うといいでしょう。

とくに重要なのはミネラル。ノーベル化学賞のライナス・ポーリング博士が、「すべての病気を追究すると、すべてがミネラル欠乏症にたどりつく。ミネラル単体では有効な働きができない。人体の健康維持にはバランスの取れた多種類のミネラル摂取が重要である」

と述べているくらい、健康には欠かせない栄養素なのです。

ミネラルの働きは実に多彩。あらゆる生命活動の基盤になっていると言っていいでしょう。たとえばミトコンドリアでは、人間のエネルギーそのもののＡＴＰ（アデノシン三リン酸）を産生するクエン酸回路が存在していますが、それを回すのに必要なのがマンガン、コバルト、マグネシウム、鉄などのミネラルです。

そのミネラルには、酵素を助ける働きがあります。酵素とは、生体内で営まれる化学反応に触媒として作用するもの。代謝酵素、消化酵素、アルコール分解酵素など、5

千もの酵素が知られています。亜鉛やマグネシウムに代表されるミネラルがあって初めて、酵素が働くわけです。

またカルシウムや鉄は、骨や赤血球の構成成分だし、コバルトやイオウはビタミンの活動を助け、カルシウム、ナトリウムは筋肉や神経の活動を維持します。さらにミネラルは、感情や認知機能、ホルモン生成をも左右するし、活性酸素の除去や抗ガン作用を持つものまであります。まさに命の根源。とてもおろそかにはできないのです。

当院では、体内に吸収されやすい状態にした、鉱物由来のオリジナルのミネラルサプリメントを治療やデトックスに用いています。

またミネラルと並んで重要なのがビタミン類。酵素を助ける補酵素で、タンパク質の産生には欠かせない栄養素です。

現代人は偏食やコンビニ弁当・インスタント食品の過食からミネラル不足、ビタミン不足を生じ、うつ病に近い症状を呈したり、精神不安、極度の疲労感などを来す例が増えています。ミネラル不足、ビタミン不足と気づかれずに他の病気と診断されて、薬を飲まされている場合も多いのではないかと危惧しています。

当院のビタミン補給には医療専用のマルチビタミン（ヘルシーパス社）を用いています。人体に必要な13種類のビタミンすべてを含むものです。

このほか、脳の神経細胞を覆う大事な物質である脂肪酸や、生命活動になくてはならない酵素なども、重要にして不足しがちな栄養素です。当院では、食生活の指導と併せて、オメガ3サプリメントや酵素サプリメントを推奨しています。

サプリメント市場は、有象無象のメーカーがひしめき合っています。メーカーの選定は重要です。

【音楽心理療法（プラトニック・カウンセリング）】

カウンセリングと言っても、話を聞くわけではありません。音楽を聴くだけです。音楽心理療法（プラトニック・カウンセリング）は、特殊音源のＣＤを聴くだけ、脳波がシータ波まで誘導され深い瞑想状態に近くなります。その状態で心の奥深くにある不安や恐れ、トラウマなどマイナス感情がどんどん浄化されます。潜在意識を変え、魂を安らかにしていくことが可能なのです。

悩みを軽減することによって心だけでなく体の病気の回復にも役立ちます。

やる事は特殊音源ＣＤ（トランジットアカデミー製作）のポピュラーソングやクラシックをヘッドホンで聞くだけです。

聴くだけでほとんどの方は不思議な感覚となりリラックスします。涙を流してスッキリする方、美しい風景が見えてくる方など反応はさまざまです。

プラトニックは古代ギリシアの哲学者プラトンに由来します。プラトンは「音楽とリズムは魂のもっとも深いところに至る道を持っている」と語っています。心の病気はもちろん減薬、断薬の際によく併用しています。


【腸心セラピー】


腸は「第二の脳」とも呼ばれ、脳と腸は密接に関係しています。出来事の記憶は脳に、出来事で感じた感情は腸に蓄積するとも言われます。そこに着目した療法が、腸心セラピーです。

腸はストレスをため込むと、硬くなります。その硬くなった部分に、特別な方法で水のゆらぎ（波動）を当てます。すると、腸が本来の軟らかさを取り戻し、それと同時に心の解放が起きてくるのです。

結果、解消できずに苦しんでいた不安や悩み、トラウマなどが消え、明るく生まれ変わることができます。きちんと施術すれば、一度解放されたストレスが元に戻ることもありません。

当院では、心の悩みのある方、減薬・断薬の補助療法、過敏性腸症候群などストレスからくる胃腸病の方などに積極的にオススメしています。

【アクセス・バーズ】

アメリカ生まれの、心理セラピーです。日本も含め世界中にセラピストが存在します。頭の治療ポイントをタッチしていくだけなのですが、すぐに半覚醒状態ともいえる不思議な感覚になっていきます。その状態で不要な感情、不要な記憶などが消されていき徐々に意識の変容が起きてくるのです。ヘッドスパのようにとても気持ちのいい治療です。

【気功、エネルギー療法】

「手当て」という言葉があるように、具合の悪いところに心を込めて手を当てると、それだけで苦痛が和らぐことがあります。そこにはおそらく何かしらの「気」――エネルギーが流れているのでしょう。

「気」というのは目に見えないだけに、怪しいと感じる人もおられるかもしれませんが、私は積極的に活用するべきものと考えています。

数多くのエネルギー療法を学びましたが、なかでもよく使うのが「TDE（TranscenDental Energy）」というもの。パーフェクトハーモニー社が主催していま す。さらに日本気導術学会の気導術を使う場合もあります。いわゆる、中国気功とは異なるものです。

私はこれらを用いて、筋肉・骨格・脊椎の調整やストレス・痛みの緩和などを行っています。反応には個人差がありますが、なかには劇的な効果が得られる方もいらっしゃいます。原因不明で通常の治療が困難なケースには、まずこれを試みています。

【なみのりふね】

ベッドに寝て独自の音を浴びることで体や感情だけでなく、潜在意識のレベルまで改善するロゴストロン社製のアコースティックベッドです。ボーンコンダクションという整体的治療も行いますが、寝ているだけで同時に感情や意識にも働きかけます。寝ているとやはり不思議な感覚になります。終わるととても心が洗われた感覚となり肉体的にも大変楽になります。

【サプリメント　環状重合乳酸（CPL）】

皆さん乳酸はご存じだと思います。疲労物質などと呼ばれてきました。しかし、実は乳酸は疲労物質ではなく、強力な免疫活性物質だったのです。疲労を回復させる物質なのです。その乳酸を特殊な技術で環状重合乳酸という形にしたのが、CPL(Cyclic Poly Lactate)です。ハーバード大学、熊本大学、東海大学などで研究され、抗癌効果、抗炎症、腎臓病、アルツハイマー病に対する有効性が証明されております。その強力な作用で癌や難病、コロナワクチン後遺症などあらゆる病気への効果を確認しています。使用して最も手ごたえのあるサプリと言えます。

【サプリメント　ＭＤα（MATRIX）】

多くの病気は有害物質の蓄積から起こります。長谷川幸生氏開発のＭＤαは強力なデトックス作用があります。ナノサイズのフルボ酸、海藻由来ヨウ素、ケイ素、微小ミネラルからなり、各種難病に効果があります。

【活性水素吸入】

酸素と水素が反応し水となる。この簡単な反応が健康回復のポイントです。病気の原因の「活性酸素」を高藤恭胤博士開発の「活性水素吸入器」で無効化していくのです。活性水素は普通の水素吸入より明らかに効果が高いのです。さまざまな病気治療や美容、健康維持に有効です。

最後に、薬をやめることも立派な治療法であることを言い添えておきましょう。

5 章

自分でできる「薬やめる科」

——薬いらずの気持ちいい暮らし方

健康診断は受けなくてもよい

病人を作り出すための基準値に振り回される必要はない

病院というのは基本的に、具合が悪くなってから、もしくは何らかの思わしくない自覚症状が出てから行くところです。ピンピン元気に暮らしているのに、健康診断のために行く必要はありません。

そう聞くと、たいがいの人は「だって、病気は早期発見・早期治療が大事なんでしょ。健康診断を受けておいたほうが安心じゃあないですか」と反発するでしょう。

もし「健康診断を受けなければ、不安でしょうがない」のなら、その不安から体調不良になるかもしれないので、べつに健康診断を受けてもかまいません。矛盾しているようですが、心の安心が最優先だと言っているのです。

ただ知っておいてほしいのです。「健康診断というシステムには、健康になるための診療というよりも、病気を探し出して病院に送り込み、薬を飲んでもらうように仕向ける」側面が多分にあることを。

改めて健康診断や人間ドックを受けたときに渡された成績表を見てほしい。基準値と照合して、AだのBだのCだのと判定されていると思いますが、その成績があまり自分で思っていたより芳しくないと気持ちがどんよりしますよね。「病は気から」で、それだけで何だか病気になったような気になるのではないでしょうか。

ましてや、たとえば「高血圧症です」「高コレステロール症です」「高血糖です」などと診断されたら、〝自分は病人だ感〟が増してくるでしょう。

あと「胃ポリープを認めます」などといって「要再検査」と判定されれば、再検査の日まで憂うつな気分を抱えて暮らさなければならないし、検査結果を待つ間は不安感でいっぱいになると思います。結果、「異常なし」とか「経過観察」といったことになると、「暗い気持ちで過ごした数日を返してくれ」と言いたくもなります。

ここまでお話ししてきたように、あまりにも厳しい基準値——言い換えれば「病人をつくり出すために設定した、根拠に疑問のある基準値」を、さほど気にする必要はありません。そんな数値に振り回されるだけだから、健康診断は受けなくてよいのです。

本当は健康だったのに、健康診断を受けたために病気にされ、やがて本物の病人になるなど、ごめん蒙《こうむ》りたいではありませんか。〝年に一度は健康診断神話〟を崩すのは、皆さん自身です。

ワクチンは、打つ権利はあるが義務はない

ワクチンを打っても罹患する矛盾

冬になると盛んに「インフルエンザのワクチンを打ちましょう」と喧伝《けんでん》されます。果ては「ワクチンが足りない」と騒ぎ、国民を煽《あお》ります。素直な人たちは「ああ、私も接種しなきゃ」とあわてることでしょう。

また最近は、テレビCMまで流して、「65歳以上の高齢者は肺炎予防のために、5年に一度、肺炎球菌ワクチンを打ちましょう。今年の対象者は……」などとアナウンスをしています。

しかし、ワクチンは本当に必要なのでしょうか。効くのでしょうか。

現実に、ワクチンを受けたおかげで罹患《りかん》率が下がることもなく、それどころか重篤な害が起こった事例が報道されているではありませんか。

たとえば「前橋レポート」と呼ばれる有名な研究があります。1979年に学童がインフルエンザワクチン接種後に痙攣《けいれん》を起こしたことをきっかけに、群馬県前橋市医師会が集団接種を中止すると同時に、以後5年にわたってワクチンの効果を検証したものです。集団接種を中止した前橋市・安中市のグループと、続けている高崎市・桐生市・伊勢崎市のグループを比較したのです。

折しも結果が出た5年後の1984年は、インフルエンザが大流行した年。インフルエンザの罹患率に差がないことがわかったのです。そればかりか、インフルエンザの抗体価も、自然にかかったほうがワクチンと比べものにならないほど高く、強い免疫がつくことが証明されました。

ほかにも国立感染症研究所の報告（2012年）で、「麻疹《はしか》にかかった人の66％は麻疹ワクチンを、風疹にかかった男性の76％・女性の65％は風疹ワクチンを接種していた」ことを示すデータもあります。

ワクチンを打つ以上は、罹患率が0％とか5％とか、大幅に下がらなければ納得できないではありませんか。「かかっても症状が軽くてすむ」とも言われますが、効かないことの苦しい言い訳にしか聞こえません。

いまの人は生まれてから1歳までの間にもう、定期接種だけで10回も接種します。その後もまだまだワクチンは続きます。厚生労働省の勧めに素直に従うと、7歳までに30回以上も接種することになるといいます。

なかには、ポリオ、ジフテリア、日本脳炎などのように、日本ではほぼ根絶されている病気の予防接種もあります。もちろん海外の汚染地帯に行くときはしたほうがいいけれど、そうでないのなら不要なものも少なくないのです。

医学と人体の基本中の基本をお伝えしておきます。人間が異物（食物など）を外から入れても良いのは原則、口からだけです。扁桃や胃腸で免疫が働き、さらに肝臓で解毒されて初めて体内に入っても良いと判断されるのです。注射や点滴はその過程をすべて飛ばして体内に入っていくのです。だから、注射や点滴は完全に殺菌された比較的純粋な物質を使います。

それに比べてワクチンは殺菌こそされているでしょうが、種々雑多な物質です。それを免疫や解毒を通さず、直接体内に入れます。この基本は知っておくべきことでしょう。

本当に必要なワクチンは果たして存在するのでしょうか？　ご自分で調べ、ご自分で判断していただければと思います。そのときのポイントは肯定的意見と否定的意見両方を聞いてみることです。

マスコミでも話題になった子宮頸ガンワクチンですが、さすがにそれはオススメできません。

そもそもワクチンを打ったからといって、子宮頸ガンにかからないということはありません。「効果があるのは10万人の内7人だ」という報告すらあります。

しかも報道されているように、激痛や痙攣、湿疹、重度の後遺症など、多くの害が出ています。当院での症例を紹介しておきましょう。

症例5　子宮頸ガンワクチン後遺症

【患　者】15歳女子

【来院経緯】中学1年生のときに子宮頸ガンワクチンを接種。直後より、全身の関節痛、吐き気、頭痛が起き、3日続いた。2回・3回目の注射でも同様の症状が出て、回復しないまま症状が継続。来院当時はほぼ1週間おきに、頭痛や嘔気《おうき》、倦怠感等の症状が悪化と軽快を繰り返し、月経前はとくにひどい。

当院では初診でまず、オリゴスキャンという特殊な器械で、組織中のミネラル分析を行いました。

子宮頸ガンワクチンの毒性の一つに、有害金属があるからです。結果、アルミニウムが異常高値を示していることがわかりました。アルミニウムは神経障害ならびに脳障害を引き起こすとされ、認知症との関連も疑われています。

そこで、デトックスを中心に治療することを決め、ミネラルサプリメントの服用を指導しました。すると3カ月ほどで頭痛、嘔気の症状は2、3割軽くなりました。さらにデトックス効果のあるミネラルの一種、珪素サプリメントを追加。1カ月半くらいで体の重さ・だるさも軽減されましたが、1週間ごとに悪化する周期は変わりませんでした。その後、ワクチン注射時のショックやその後のさまざまな症状からのトラウマも影響していると考え、心のセラピーなども併用したところ、今ではすっかり元気になっています。

このように、明らかにワクチンの後遺症とわかる症例がいくつも出ているにもかかわらず、厚生労働省はいまだに子宮頸ガンワクチンを接種促進事業に位置づけています。本当に理解に苦しみます。

子宮頸ガンワクチンに限らず、インフルエンザワクチンも肺炎球菌ワクチンも、ワクチンは特殊なものを除いては接種が義務づけられていません。受ける権利があるだけです。

つまりワクチンを打たないことは、受ける権利を放棄するだけのこと。何ら問題はないことを知っておいていただきたいと思います。

もし保健師や医師から強制されるとしたら、完全な法律違反です。

当院ではワクチンを打ちたい方には無理に止めることはせず、自由にご希望通りに打っていただいています。ただ、ワクチンに疑問を持つ方には自分で考える元となる本などを紹介しています。ワクチンを打つ自由、打たない自由両方あって当然なのです。

〝健康オタク〟に健康な人はいない

少しくらい不健康でも大丈夫

世を挙げての「健康ブーム」が、もう30年くらい続いています。それだけみなさん、「元気で長生き」を願っているのでしょう。

それ自体はいいことです。ただ〝健康オタク〟のレベルまでいってしまうのは、ちょっと考えものです。というのも、「健康にいい暮らしをする」ことが強迫観念のようになってしまい、心に余裕がなくなりがちだからです。

そういう人たちは健康に関する情報を山ほど集め、真面目に実践します。それが私には、病気になることへの不安や恐怖が大きいことの裏返しに思えます。不安を解消するために理論武装しているわけです。実際、私のところにやってくる〝健康オタク〟系の患者さんたちは一様に、顔色が悪く、表情に不安と恐怖がにじみ出ているような気がします。そんな経験上、「〝健康オタク〟に健康な人はいない」と断言してもいいくらいです。また〝健康オタク〟になると、食事やサプリメントでも、運動でも、睡眠でも、極端に走る傾向があります。

たとえば「菜食、それも無農薬野菜が健康にいい」となると、それしか口にしない。「歩くのが健康にいい」となると、筋肉が悲鳴を上げるくらい、長距離・長時間のウォーキングを日課にする。

「ビタミン・ミネラルを豊富に摂取するのが健康にいい」となると、どこかで評判になったさまざまなメーカーのサプリメントを山ほど買い求める。

「7時間睡眠が健康にいい」となると、ちょっと眠れない日があるだけで、これはいけないと結局、睡眠薬に手を出す。

そんなふうでは、健康にいいことをしながらも、どんどん追い詰められていきます。健康から遠ざかるばかりなのです。

悲壮感すら漂う顔つきで健康法に取り組んでも、逆に健康を害するだけでしょう。健康でいるためには、〝健康オタク〟を卒業することです。

セルフケアで一番大事なのは「楽しく続ける」こと

さぼったくらいで病気にはならない

健康を維持するためには、もちろん日常的にセルフケアを行うことが大切です。ポイントは、「楽しく続ける」ことです。

どんなに良いセルフケアでも、どこかにムリがあると、続きません。「イヤな仕事をムリにやらされると疲れるけれど、好きな趣味なら何時間でも楽しくできる」のと同じで、セルフケアのなかに「楽しい！」と思えるものを見つける、それが長続きさせるコツです。

また「続ける」と言っても、毎日のノルマを決めて、きっちり行わなくてもけっこう。気分が乗らない日はさぼってもいいし、ノルマをこなせなくたってかまいません。やってはいけないのは、「さぼった自分を責めて落ち込む」ことです。自分を責めること。これはまさに心の病気ではありませんか。

ちょっとくらいさぼっても病気になりはしません。それよりも、さぼった自分を責めることのほうが、体調に悪影響をおよぼします。

私自身、大ざっぱな性格で、面倒なことが大嫌いなので、日常生活に組み入れて簡単にできることをやっています。

健康法というほどのものではありませんが、たとえば「1日に1～2食」を〝健康習慣〟としています。空腹なくらいのほうが体が軽く、頭も冴《さ》えて、調子がいいからです。それに、ただ食べなければいいだけなので、簡単です。

でも旅行やおつき合いなど、事情があれば3回食事をすることもあります。だからといって落ち込むことはなく、ゆるーく楽しんでいます。

もう一つ、目標を健康とは別のものに置き換えるのもいいでしょう。たとえば女性なら、「半身浴でキレイになる」というのはどうでしょう。ダイエットになるし、お肌もすべすべになりますから、楽しい目標になります。そうして鏡を見てニコリとする、そのニコリが続けるためのエネルギーになります。

以下、手軽にできるセルフケアをいくつか紹介しましょう。

何もすべてをやる必要はありません。「これはいいな。楽しんでやれそうだな」と思うものを2、3種類選んで、楽しくトライしてみてください。実行率は7～8割程度で十分です。

食事療法（少食療法＋ゆるい糖質制限＋食べ順ダイエット）

食事療法はたくさんありますが、多くは決まり事が厳し過ぎて、きちんと実行しようと思えば思うほど、現実にはうまくいかないものです。個人の体調や好みによって、合う・合わないもありますしね。

本書では、当院で指導している三つの食事療法——少食療法・ゆるい糖質制限・食べ順ダイエットを紹介します。基本ポリシーは、現実的で、費用があまりかからないこと。組み合わせてやっていただければよいかと思います。

一つ目は、私も実践している「少食療法」です。

これは「半日断食」とも呼ばれ、1日の食事を1～2食にするもの。最初は空腹感に悩まされると思いますが、だいたい数日で慣れます。

一番のメリットは、体内の消化酵素の消費を抑えることで代謝酵素が活性化され、免疫力の向上や細胞の再生、デトックスなどの効果が得られることです。腸を酷使することもなく、自然と腸内フローラを整えることができます。

また1回ですから、値段の高い高品質の食材も使いやすくなりますし、農薬・添加物・遺伝子組み換え食品などの、問題のある食材を摂取する量も減らせます。1回ですから当然食費は減り、体重も減り、ダイエットになります。また、3回より1回のほうが食事の楽しみが増します。健康にとって一番大事な幸福感にもつながるのです。

二つ目は「ゆるい糖質制限」です。

これも単純に、ご飯・パン・麺などの炭水化物と、砂糖などの糖類、イモ・デンプン類を大幅に制限するだけ。面倒なカロリー制限は不要で、空腹感に悩まされることもありません。

何も糖質を100％カットすることまでしなくともOK。できる範囲で減らせばいいのです。前記の少食療法にどうしても馴染めない方は、ゆるめの糖質制限だけでも良いと思います。

そして三つ目は「食べ順ダイエット」です。

最初に野菜や海藻などの食物繊維をたっぷり食べ、次に肉や魚などのタンパク質、最後にご飯やパンなどの炭水化物を食べる、という方法です。

食物繊維を先に食べることで、食後の血糖の急上昇を防ぐことができます。けっこう満腹感も得られるので、とくにカロリー計算はせずとも過食を抑えることも可能でしょう。

これら三つをどう組み合わせるかは、個人の健康状態によって異なります。たとえば糖尿病の方は、ゆるめの糖質制限を中心にして、食べ順ダイエットを組み合わせるとか、リウマチの方は少食療法を中心にしてちょっと糖質を控えるとか。

もちろん現状、バリバリ健康な方は食生活のなかでこの三つを少し意識するだけで十分です。

いずれにせよ、食べたいものをガマンしたり、必要以上に空腹感に悩まされたり、苦痛がひどいようでは意味がありません。成果を楽しみに、食べる喜びを大きく損ねない程度に、ゆるーく取り組んでください。

鼻うがいとあいうべ体操で鼻すっきり

鼻腔、副鼻腔、上咽頭、扁桃の環境改善は、健康に欠かせない大事な要素。鼻うがいとあいうべ体操で、すっきりさせましょう。

鼻うがいは、生理食塩水を片方の鼻の穴から吸い込んで、もう片方の鼻の穴から出すうがい方法です。ほこり、花粉、ウイルス、鼻水を根こそぎ洗い流してくれます。ちょっとコツがいるので、慎重に練習するといいでしょう。間違って耳に水が入ると、中耳炎を起こすこともあるので注意してください。

あいうべ体操は、福岡のみらいクリニックの今井一彰医師が考案されたもの。「あ」と言いながら口を大きく開く、「い」と言いながら口を横に開く、「う」と言いながらタコのように唇を突き出す、「べ」と言いながら舌先を下あごに伸ばすように出す――この4プロセスでワンセット。できれば1日に30回ほどやると、効果的です。

この体操は〝顔の筋トレ〟になり、自然と口呼吸から鼻呼吸にシフトできます。風

あいうべ体操

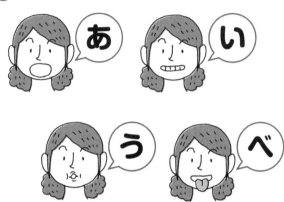

邪予防にもつながることはもちろん、唾液がたくさん出て食べかすや細菌を洗い流して口内を清潔に保ってくれます。

電磁波の発生源から離れる

もはや電磁波を浴びずに生活するのは不可能ですが、ちょっとした工夫で影響を少なくすることはできます。たとえば、

・就寝時はとくに頭部をコンセントや電化製品から1メートル以上離す
・ベッドはコイルスプリングや金属の枠などを使っていないものにする
・使っていない電化製品はコンセントを抜

いておく

・電気配線は天井裏や壁内に多いので、可能なら寝室は1階にし、壁から離れた部屋の真ん中辺りに床をとるようにする

・冷蔵庫や洗濯機など、アースできる電化製品はかならずアースをつける

・できるだけ金属製品は身につけないようにする

・洋服は静電気を発生しやすい化学繊維ではなく綿製品を中心に

・裸足で土や芝の上を歩いたり、ミネラル塩の入った風呂に入るなどして、人体もときどき放電する

・ミネラルサプリやにがりでミネラル補給をし、静電気を中和する

などなど。あまり神経質になる必要はありませんが、可能な範囲で電磁波の発生源から離れるか、遮断するか、放電するか、工夫するとよいでしょう。

有効な電磁波対策用品を適切に用いると電磁波に敏感な方でもかなり良いようです。

当院では仙台の丸山修寛《のぶひろ》医師考案の電磁波対策製品（ユニカ社製）をオススメしています。

部屋の換気を良くする

最近の住居は密閉性が高いので、とくにカビにとって繁殖しやすい環境になっています。換気を良くすると同時に、掃除もお忘れなく。抗菌・抗カビ効果のある市販の木酢液などを活用することをオススメします。

半身浴＋靴下の重ね履きで冷え取り

体の冷えを取って、体温を上げるには、半身浴と靴下の重ね履きがポイントです。ご存じの通り、半身浴は足を伸ばして浴槽に座ったときに、ちょうどみぞおちに水面があたるくらいのお湯につかること。ぬるめのお湯に20～30分程度が目安です。ジワジワと汗が出てきて、その汗といっしょに、日ごろ体内に蓄積されている毒素や脂肪分が流れ出します。つまりデトックス効果があるのです。余分な水分が排出されることにより、むくみを解消することもできます。

靴下の重ね履きは、シルクのソックスと綿またはウールのソックスを重ね履きすることで、足を温める方法。また冬場は、寝るときに湯たんぽやレッグウォーマーを併用するのも、一つの方法です。

いずれも「頭寒足熱」を徹底して行うもの。万病に効果があります。

ただしデトックスと血流改善効果により、数日後、遅い場合は数カ月後にめまいがしたり、発疹が出たり、人によっては大量の排便・排尿があったり、経血が一時的に増加したりすることがあります。

でも、ご安心を。いずれも、体内の毒物がさまざまな形で排泄されている証拠です。数週間から数カ月かかることもありますが、必ず落ち着きます。つらいでしょうが、発疹をステロイドで抑えるようなことはしないよう注意してください。

20～30分程度のウォーキングを生活に取り入れる

骨格や筋肉のトラブルは多くの場合、運動不足やムリな姿勢に原因があります。それを改善するには、やはり適度な運動を生活に取り入れることが一番です。

もっともお手軽なのがウォーキングでしょう。別に早足でなくてもいいし、長時間やる必要もありません。近所に買い物に行くとか、ちょっと散歩に出るとか、自分の

みずぽっと体操で、肩こり解消ストレッチ

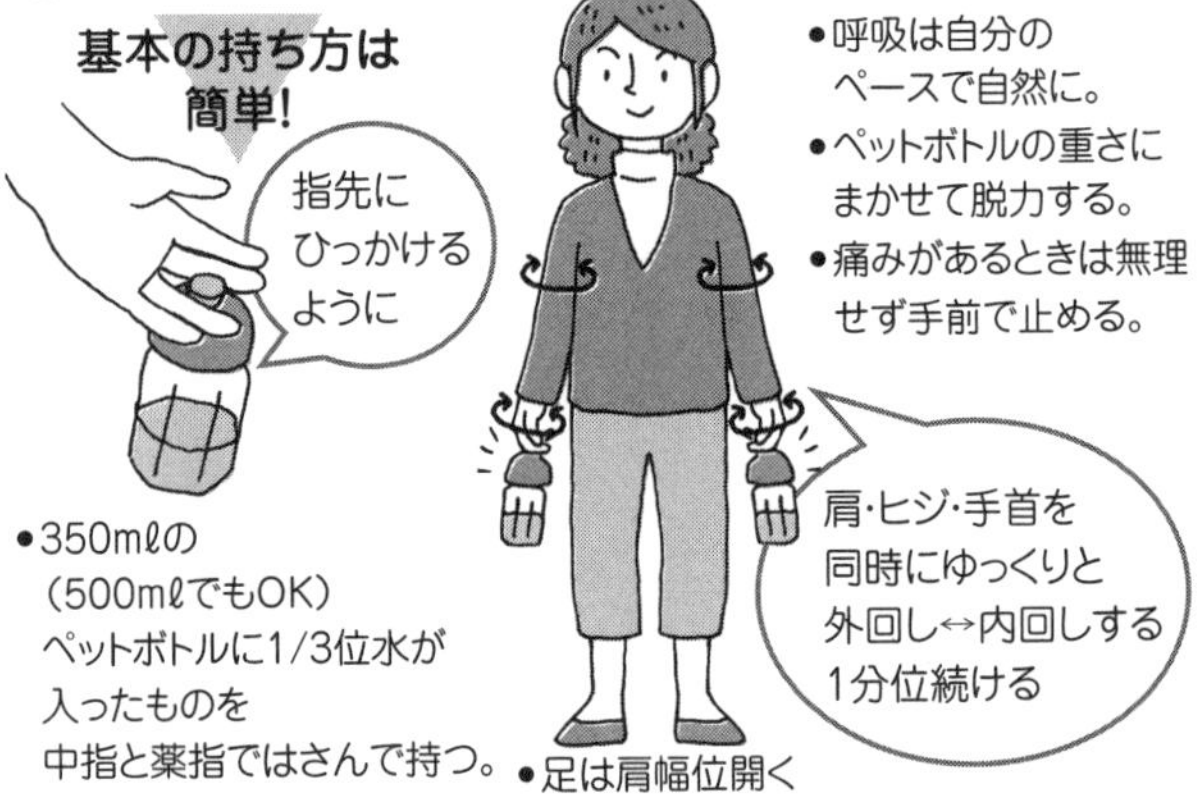

出典：©2014「日本みずぽっと体操協会」

ペースで20～30分も歩けば十分です。

みずぽっと体操で肩こり知らず

日本みずぽっと体操協会が提唱するこの体操は、非常にお手軽なもの。水を入れたペットボトルを中指と薬指で挟んで持ち、そのまま腕をだらりと下げて、肩・ひじ・手首を同時にゆっくりと回すだけでＯＫです。外回し・内回し各1分くらいを、左右両手で行います。

この体操をすると、水のゆらぎと体内の水分が同調し、肩、首などのこりや痛みが改善されます。

神門メソッド

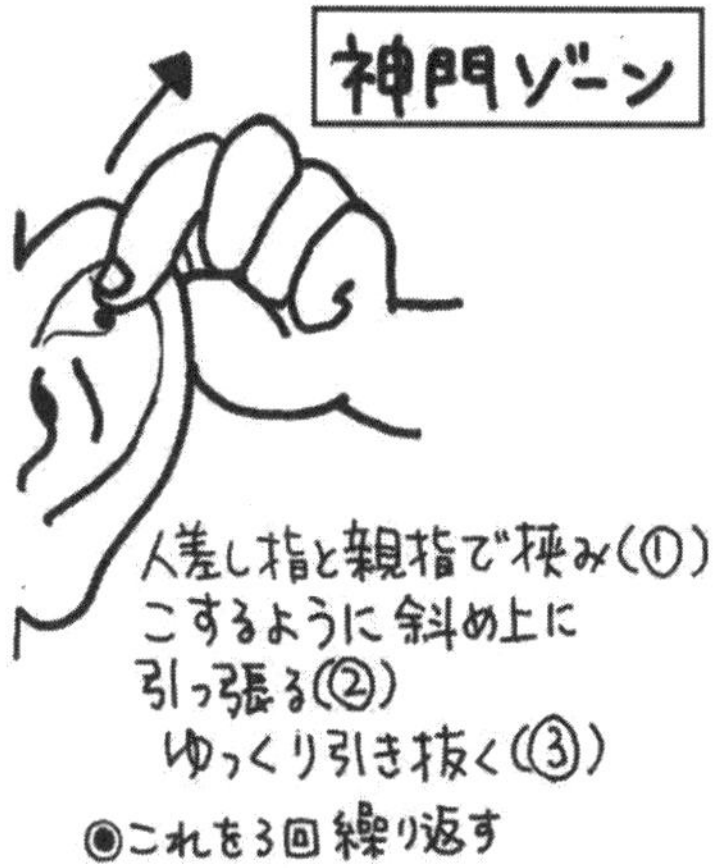
神門ゾーン
人差し指と親指で挟み（①）
こするように斜め上に
引っ張る（②）
ゆっくり引き抜く（③）
◉これを3回繰り返す

©飯島敬一

神門メソッド

あらゆる不調の原因は自律神経、つまり交感神経、副交感神経のバランスの崩れから起こると考えて間違いありません。自律神経を整えることは安定した生活を送るのに必須です。その自律神経バランスを一瞬で整えるのが神門メソッドです。飯島敬一氏が長年研究され広く本やネット（Youtubeなど）で普及されています。実際のやり方は簡単です。イラストのように耳ツボの神門ゾーンを指でつまんで刺激するだけです。まさに一瞬です。1日2～3回定期的に行い、ストレスがあるときは追加します。神門メソッドに併せ、自律神経が乱れるおおもとの原因（ストレス、薬、社会的毒）も減らしていきましょう。

本を読んで心を癒す（ブックセラピー）

人は何のために生まれてきたのか。何のために生きているのか。そういった人生の根源的な問題を説いた本を読むと、自分の生きる意味や感謝の大切さに気づき、心が癒されるものです。

これを称してブックセラピー。私がよく紹介するのは、精神世界の指導者として活躍されていた小林正観《せいかん》氏の本です。スピリチュアルの本であれ、哲学書であれ、いろいろな本に触れて、自分の感性に響く良書を見つけましょう。心が洗われるような本を読むことも、大事な心のセルフケアなのです。

お母さんと赤ちゃんのセルフケア

母体が何らかの毒に汚染されていると、胎盤のバリアを越えて胎児が汚染されることがあります。生まれたときからアトピーの赤ちゃんが少なくないことも、そのためだと思われます。ですから、妊娠中はとりわけ汚染されないよう、ここまで述べてきたセルフケアを徹底することが大切です。

また出産後に大事なのは、一つはワクチン接種を極力減らすこと。もう一つは、離乳を遅くするということです。いまは保健師や医師の指導で、生後5カ月ごろから離乳させるよう指導されていますが、早過ぎます。

赤ちゃんは生後10カ月以降でないと、腸の機能が不完全。母乳以外の異種タンパクはアレルギーを誘発する危険があります。

私は内科医で、乳児を診ることはあまりないのですが、その少ない経験でも、たとえば「5カ月で離乳食を始めたとたんに湿疹が出てきた」とか「夜泣きが始まった」といった例に遭遇しました。いずれも、離乳をやめ、母乳のみに戻したら、症状が軽快しました。

戦前の日本では「離乳は1歳以降から」というのが、半ば常識でした。戦後、アメリカから、当時最新の「5カ月離乳」という育児法が伝えられ、政府はそれを無批判に採用したのです。

「西原式育児法」で知られる医学博士、西原克成氏は、「乳児のさまざまな病気の原因は早過ぎる離乳と口呼吸である」としています。そして、2歳半での離乳と、鼻呼吸を促進するおしゃぶりの使用を勧めています。

2歳半は難しいかもしれませんが、せめて戦前のように離乳は1歳以降にするべきではないかと、私は考えています。すでに離乳を始めてしまったお母さんは、少なくともタンパク質の摂取は避けたほうがいいでしょう。なんとアメリカはそんな早期離乳は病気が増えるので、とっくの昔にやめているそうです。

「母乳はタンパク質、脂質、炭水化物、ミネラル、ビタミンなどが豊富に含まれた、乳児にとっての完全食である」

という当たり前のことを忘れないでください。

以上を参考に、セルフケアを続けていただければ、「薬いらず、医者いらずの体」がきっと手に入るはず。楽しく取り組みましょう。

薬に頼る心

結局、薬は精神安定剤のようなもの

本書はただ、「薬は危険だからやめろ！」という本ではありません。「危険性も知って、必要なときは上手に使いましょう」と言っているつもりです。なのに、薬、薬と欲しがる人が多いのはなぜでしょう。なぜ漫然と飲み続けたり、異常に多くの種類の薬を飲んだりしている方がいるのでしょう。

依存性の高い薬や痛み止めなど、症状を軽くする薬ならともかく、血圧やコレステロールなど少々高くても苦痛は何もないのに、飲み続けるのです。実はその方たちには心の苦痛があるのです。病気への不安や恐怖という苦痛です。

本書にはこれまで何度も不安、恐怖、恐れなどの言葉が出てきました。人々は「血圧やコレステロールが高いと病気になりますよ」という情報を聞かされ、怖くなるのです。それは恐怖の情報なのです。その恐怖、心の苦痛から逃れるために、人々は薬にすがっていくのです。薬を飲むことで安心を得たいのです。

血圧の薬も、コレステロールの薬も結局、精神安定剤のようなものなのです。薬は今まで安心を与えてくれていたのです。しかし、薬にすがった瞬間に立場は逆転します。薬がないと不安だ、不安だと薬に支配される人生になっていくのです。

しかし、本書で薬の正体がわかれば、薬はすがる対象ではないということがおわかりいただけたと思います。薬はその特徴を知って使うものなのです、薬は道具に過ぎません。

さあ、いまから薬への依存から卒業し、薬を道具として使いこなす立場になりましょう。もちろん、そのとき、医師や薬剤師は本当に患者さんのためになる適切なアドバイスをするべきだと思います。

「病は気から」のメカニズム

心と意識と言葉の世界

私は「病は気から」という言葉をよく使います。病の真実を端的に現している言葉だと感じるからです。3章で「離脱症状も気から」と述べましたが、本当に心の持ちようで、離脱症状も軽くなったり重くなったりするのです。

「病は気から」の医学的メカニズムをかんたんに申し上げると、ストレスをためると、交感神経の緊張が続きます。すると白血球のなかの好中球《こうちゅうきゅう》（顆粒球）が増えて活性酸素が増えることが安保徹先生の研究でわかっています。その大量の活性酸素や交感神経の緊張の持続が免疫を低下させ、自律神経の働きを乱し、病気を発症させたり症状を重くしていると考えられます。

ストレスとは気を病むこと、それが「病気」につながる。日本語はうまくできています。

さらには、患者の「患」は心に串《くし》が刺さっていると書くではありませんか。病んだ気を癒し、心の串を抜いていくことが、今、ぜひとも必要だと感じています。

病んだ気を癒し、心の串を抜く為に、さらに心の奥深くまで入っていきましょう。なぜ人はストレスをためるのでしょうか？　長年の経験から、私がようやくわかってきたことは、皆ほぼ同じパターンでストレスをためている、ということです。ストレスの原因は「言葉によって作った意識」です。

催眠術で酸っぱいレモンが甘く感じるといった、テレビショーを見たことはありませんか？　催眠術は人の潜在意識を催眠術師の巧みな言葉によって一時的に変えてしまうものです。「レモンは酸っぱい」というあなたの潜在意識に「レモンは甘い」という言葉を入れ、潜在意識を一時的にせよ入れ替えてしまうのです。そうすると本当に現実の味覚が変わってしまうわけです。つまり言葉によって潜在意識を変え、潜在意識を変えることで現実を変えてしまったわけです。

ストレスをためて心や体の病気になる方、離脱症状を恐れてもっと重い症状になってしまう方など、みなさん実は無意識の自分の言葉で自分を催眠術にかけていたのです。

今の状況を否定し「嫌だ」「嫌だ」と何度も思い続けると、その「嫌だ」が潜在意識にたまってくるのです。「嫌だ」は心の言葉です。もちろん、目には見えません。すると、「嫌だ」だらけの潜在意識が形成され、あたかも自分で自分を催眠術にかけたように、嫌な現実を自分で作ってしまうのです。目に見えない意識というものが、見える現実を作るのです。現実を否定すればするほど、嫌な感情が逆に増えてしまいます。「嫌だ」のような否定的感情をためると、先に述べたように交感神経の持続的緊張を起こします。

すると交感神経緊張→好中球（顆粒球）増加→活性酸素増加→自律神経の乱れ、免疫低下となり、最終的に病気の発症につながったり、離脱症状をひどく感じたりするのです。

実は、自分が持つ感情を否定すればするほど、逆にその感情が止まらなくなり、どんどん増えていくという人の心の仕組みがあるのです。

ところであなたの感情とはなんですか？　「嫌だ」「不安だ」「怖い」「悲しい」「腹が立つ」……。感情とは心の言葉そのものではありませんか。

つまり、心の言葉が潜在意識をつくっていることに気づいてほしいのです。心理学の世界では潜在意識（無意識）が現実を変える力は最強だと言われています。心にストレスを抱えこむ人は、なんと、皆これを無意識にやっていたのです。これでは、病気になりますし、離脱症状は強くなるし、健康オタクは不健康になってしまいます。

病気になりやすい思考癖を脱しよう

このパターンにはまりがちな人と、はまらない人がいます。はまりがちな方の特徴は常に思考していることです。ネットで情報を得たら、なにか症状が出たら、それについて常に考えています。その思考のなかで、これは良い、これは悪いと常に判断しているのです。その判断基準は自分だけのエゴ（自我）です。悪いと否定した瞬間に負の感情が生まれます。安心のために、ネットで得た知識が逆に負の感情を生んでいくのです。そして、先ほどのパターンにはまっていくのです。

「病は気から」のメカニズム

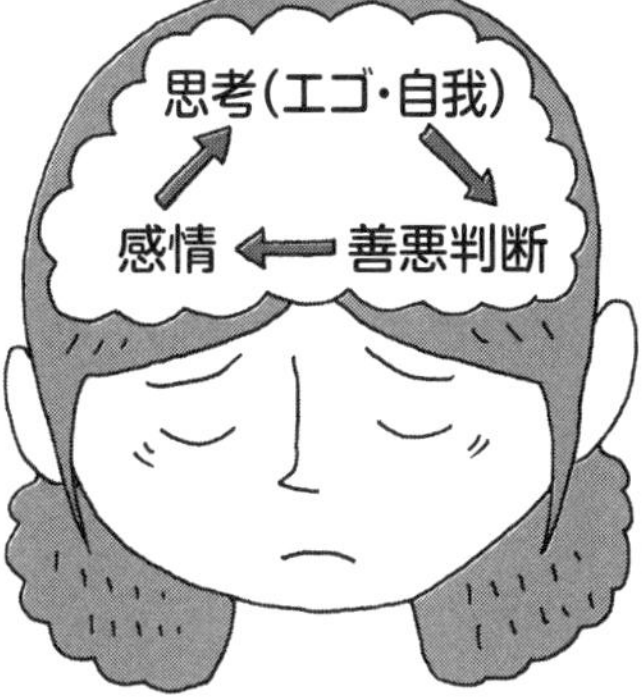

心の悩みを抱える患者さんや、離脱症状がつらい患者さんに「常に考えてませんか？」と聞くと、ほぼ100％「その通りです」と答えます。そして、「嫌な感情を頭のなかで否定するとぐるぐる回ってその感情が止まらなくなりませんか？」と聞くとこれもほぼ100％「その通りです」と答えます。知識で思考する→善悪判断する→悪と断定（否定）→負の感情が発生→その感情も思考する→善悪判断し、負の感情も悪と断定→逆に負の感情が止まらなくなる……というコースです。

つまり「思考→善悪判断→感情→思考→善悪判断→感情→」の無限ループを繰り返

すのです。そうやって感情＝心の言葉を潜在意識に溜め込んでいくのです。これは、癖みたいなものです。この癖、パターンを脱することが、病からの解放につながるのです。

パターンにはまらないため、脱するためにはどうしたらよいのでしょう。答えは、自分の感情も起きた出来事も含め、すべてを心のなかで受け入れることです。エゴ（自我）の判断基準を捨てるのです。感情にも出来事にも善悪の判断をしないことなのです。とはいえ、人はついついそれをやってしまいます。考えると感情が出てきてしまいます。

そこで、私から一つご提案があります。感情は心の言葉ですから、先に言葉のほうから変えていくのです。「ありがとう」をたくさん言うと良いことが起きてくるとは、小林正観さんが広めたことです。発する言葉を変えていけば徐々に潜在意識の負の感情＝負の言葉が減っていくのです。「ありがとう」はその代表です。受け入れ難いことが起きたり、不安、恐怖、怒り、悲しみなど受け入れ難い感情、受け入れがたい辛い症状が出てきたりしたら、あえて「受け入れます」と言うのです。そして「ありがとう」と。最初は嘘でも結構です。何度も何度も言うのです。そうすると、徐々に心に変化が起きてきます。思考が減り、これまで繰り返されたつらい感情が消え、症状も軽くなるのです。それを実践した方々が次々と良い方向に向かっていくという経験を数えきれないほどしてきました。心は言葉でできているという事を理解し、言葉を変えれば現実が変わるということを実感したのです。

そうやって心が解放されていくと、不思議なことが起きてきます。自分のまわりの状況が徐々に変わってくるのです。自分の体調も良くなりますが、嫌だった人がなぜか優しくなったり、ラッキーなことが続いたりするのです。まるで、自分の意識がまわりにあるような不思議な感覚です。

「自分が変わればまわりが変わる」という話を聞いたことはありませんか？　それは、まさに真実です。言葉を変えれば意識が変わり、あなたの世界が変わるのです。

エピローグ――医療の今後に向けて、7つの提言

みなさんがよくご存じのように、日本の医療費はいまや40兆円を超えて膨らみ続けています。

病気になる人が増えたからですか？
超高齢社会が進んだせいですか？
それとも、非常に手厚い医療が行われているからですか？

いやいや、そういう〝事情〟もありますが、ここまで書いてきたように、医療費増大の元凶は薬を含めた「過剰医療」、これに尽きます。
必要のない検査をバンバン行う➡検査を受けた人に厳しい基準値を当てはめて病気

と診断する→病気と診断した人にどんどん薬を処方する→処方された薬の副作用などにより体調の悪化する人が増える→増えた不調に対して、検査をして、また薬をどんどん処方する……。

そんなふうに不要な検査と不要な投薬が繰り返されるなかで、医療費がどんどん膨れ上がっているのです。

一方で、僻地《へきち》医療や救急医療、介護など、必要とされるところに医療費が行き渡っていないという現実があります。

必要なところに必要なだけ医療費を投じる。それが医療費の本来の使い道だと感じているのは私だけではないでしょう。

本書の最後に、「まとめ」を兼ねて、今後に向けていくつか、提言させていただきたいと思います。

医療費削減のために私たちができること

はたして政府に本気で医療費を削減する気持ちがあるのか、私は疑問に感じます。

薬に関して言えば、ジェネリックを普及させて薬代を削減するのがせいぜい。薬の処方を減らそうとする動きはないわけではありませんが、ほとんど機能していないようです。

行政は製薬会社・医療機器会社をはじめ、医療に群がる多くの企業に取り込まれているのが現実です。本当にやりたい政治家、役人がいたとしても、しがらみでがんじがらめです。

さらに問題は、マスメディアがちょっとした不調を大げさに捉えて、「それは病気かもしれません。お医者さんに行きましょう」とか「不調を解消する、こんなにいい薬があるんですよ」的な情報を毎日、毎日流していることです。

いろいろな事情があるでしょうが、結果として行政・医療関係者・マスメディアが三つ巴《どもえ》になって、国民の健康不安を逆に煽っているような印象です。そのために社会も、患者となる私たちも、ある意味〝洗脳されてしまっている感〟があるのは否定できないところでしょう。医師も含めて、みなさんの知る医学情報は、必ず情報を発信する人の意図が入っています。「こうしてほしい」という意図です。そのため、残念ながら事実を捻じ曲げた情報にあふれていたのが、これまでの現実でした。でも、その時代は終わりを告げようとしています。まず、私たち一人ひとりにできることから始めましょう。

もっとも大切なのは、「相手の言葉が善意だとしても、結果的に脅しになっていると気づき、自分で考えてみる」ことです。

たとえば血圧やコレステロールなどの検査値をもとに、「このままだと、大変なことになりますよ」と言われても、それほど悪い状態なのかと疑ってみる。

「この薬は一生飲み続けなければいけませんよ」と指導されても、「薬以外に数値を良くする方法はないのか」と探してみる。

「病気を早く見つけるために健康診断を受けましょう」「病気予防のためにワクチンを打っておきましょう」などと勧められても、本当に必要なものなのか、本当に健康に資する方法なのかを考えてみる。

そういったときに判断する基準は、それらに肯定的意見と否定的意見の両方を見てみることです。今はインターネットで簡単に探せます。そして自分自身の体調です。

どこも気になるところがないのに健康診断を受ける必要はないし、血圧やコレステロール値などが高くても何も不具合がないのなら薬を飲むことはありません。ましてや、感染する危険もないのに予防ワクチンを打つ必要はないのです。

薬やワクチンに頼る前に、まず「自分の病気・不調は自分で治せる」という意識を持ち、リスクとなる生活習慣を改善する努力をする。私たち一人ひとりがそんなふうに変わるだけでも、医療費は大幅に削減することができるでしょう。

行政、医療界への提言

医療行政や医療界に言いたいことが山ほどありますが、ここでは七つに絞りましょう。

一つ目は、今の医療はあまりに専門に偏り過ぎているということです。しかも専門家、スペシャリストの地位が高く、総合的に診る医師、ジェネラリストの地位が低く、その数も質も圧倒的に足りないのです。例えるならば、今の医療は指揮者のいないオーケストラみたいなもの。バイオリンは絶対必要ですが、バイオリンばかりが主張して観客たち（患者）に不快な音を聞かせているのです。仮に指揮者がいたとしても、バイオリンが指揮者の指示に従ってくれません。会社で言えば、代表取締役が不在のようなものです。部門ごとに勝手にやっており、部門ごとは優秀でも、結局はお客様（患者）に迷惑をかけてしまうような状態です。

そこで提案です。西洋医学に重きを置きながらも、医学生ならびに医師たちに西洋医学だけではなく、漢方・鍼灸などの東洋医学や、伝統的に民間に伝えられてきた健康法などを教育、そして必ず実践していただくのです。

これればかりは経験しなければ、その効果を実感できません。効果を実感しさえすれば、必ず西洋医学以外の療法が持つ可能性に目が開かれると思うのです。そうやって西洋、東洋に偏らない、総合的に患者さんを診る本物のジェネラリストの医師を育て、かつ地位を高めて名指揮者となっていただき、専門家（スペシャリスト）と力を合わせ、観客たち（患者）に美しいハーモニーを聴かせていくのです。

子どもの教育も重要です。子どもたちには、小学生のうちから簡単な健康法や食事療法、呼吸法などを教えるといいでしょう。こちらは〝賢い患者さん〟になるための教育です。

二つ目は、病院・クリニックの診療報酬体系を「出来高払い」から「定額制＋成果主義」に変えることです。

「出来高払い」とは、行った検査や治療にその都度支払われる制度。要するに検査が多ければ多いほど、投薬などの治療をたくさんすればするほど儲かるということです。ということで、不要な検査や投薬は増える一方。検査、投薬が最小限で済む腕のいい良心的「赤ひげ」医師たちは、みなさんの予想に反して意外と貧乏なのです。これを変えるのです。

具体的には定額制にして一定の収入は保証し、検査が多いほど、投薬が多いほど利益が下がるようにすれば、あっという間に医療費は削減できます。

さらに病気を治して通院しないですむようにしたら、あるいは薬をやめても大丈夫なようにしたら、それを患者さんに報告させ、保険財団から多額の報酬を与えるようにするといいでしょう。

この報酬体系なら、患者さんの直接の負担は増えないし、医師たちは必死になって

「病気を治すための方法」を学び始めると思います。いつまでも「赤ひげ」に貧乏させないでいただきたいものです。

三つ目は、健康保険制度の見直しです。

健康保険制度自体は非常にすばらしいものですが、問題は患者さん、とくに自己負担率の低い高齢者や生活保護の方たちが、自分がどれだけ医療費を使っているかの実感を持ちにくいことです。そこが、医療で儲けようとする人たちの格好のターゲットにされるのです。

高額医療制度や医療費補助制度も問題です。抗ガン剤治療を受けていて、月に50万・100万もの医療費を使っている患者さんに、「高額医療制度があるから大丈夫」と、ケロリと言われたことがあります。正直、ガッカリしました。その財源が、他人が払った保険料であるという意識が、ほとんどないのです。

何も高額医療制度や医療費補助制度をやめろとまでは言いません。健康保険料をまじめに払ってきた患者さんには、受ける権利があります。しかし、適応を厳しくしたり、負担額を上げたりするほうが、国民が自分で病気を防いでいこうという意識になるのです。

四つ目は、介護保険の充実です。

高齢になれば、とくに病気はなくても、当然、介護が必要になってきます。でも現状、介護費が足りません。

ここを厚くするには、先に述べた三つのことを本気で実行すること。そうすれば、医療費が大幅に削減でき、その分を介護費に回す形で解決できるのではないでしょうか。

医療にかかる人が減れば、医療に携わる人員も減らせます。その方たちを介護の現場に投入し、健康を回復してもらうための介護と健康法を学び、実践するといいでしょう。その際、現場職員の報酬を上げることがポイントです。介護の現場の疲弊は大変なのです。

五つ目は、医療従事者のヒエラルキーを崩していくことです。

いまの医療はピラミッド型。頂点に医師がいて、看護師、薬剤師、検査技師、理学療法士などの医療従事者はもちろん、患者さんまでが医師の意のままになっています。

そんなヒエラルキーは崩し、医療現場のスタッフと患者さんがみんな対等の立場で患者さんの治療方法を話し合えるようにすることが大切です。そしてどんな治療を受けるか、その最終決定権を持つのは、もちろん患者さんです。多少はやっているようですが、形だけという感じは否めません。

同時に、厚生労働省を頂点とし、病院、医師をコントロールしていくヒエラルキーも再検討が必要です。現場を知らない官僚の指示ひとつで全国の病院や医師が右往左往しているのが現状です。医療系の技官には少なくとも医療現場3年、救急の現場3年、もちろん介護も経験すべきです。文系技官であっても高齢者介護の現場を3年程度は経験していただきたいと思います。

六つ目は、製薬会社の研究開発能力をもっと良い方向に使うことです。

従来、製薬会社は売り上げを上げるために、マーケティングやロビイングを懸命に行ってきました。しかし、薬害が多発し、海外ではその訴訟費用が膨大と聞いています。それが、結局私たちの使う薬の価格に跳ね返ってくるのです。何のために新薬を開発したのか分かりません。それに、せっかくの高い研究開発能力・技術力・資金力がもったいない。

製薬会社にはすばらしい人材がたくさんいます。彼らが人々の本当の幸せのために力を発揮できるよう、研究の方向性を再検討すべきだと思います。根治、完治が目指せる薬の開発に。病気が治れば薬は不要になり、利益が得られません。しかし、完治する薬なら国民も応援します。

そうなれば、政府の援助も得られ、業績・事業規模も適切なレベルに落ち着くのではないでしょうか。

七つ目は、医師たちの意識改革です。ほとんどの医師たちは、まじめで素直で優秀な方たちです。私もたくさんの医師たちとお付き合いしてきましたから、お世辞ぬきにそうだと思います。しかし、まじめで素直だからこそ、偏った医学情報を疑わずそのまま信じてしまうことがあるのです。医師たちに言いたいのは「心からの善意で行った医療行為が結果として病気を悪化させ、患者のためにと思ってかけた言葉がかえって希望を失わせる場合がある」と気づいていただきたいのです。

誇りをもって日々診療に当たっている医師には、納得いかないことかもしれません。

善意から行ってきたことが間違っていたと認めるのは、プライドが傷つくかもしれません。しかし『論語』にあるように、過ちては則ち改むるに憚《はばか》ること勿《なか》れ――。

私自身、自分の間違いに気づいたとき、多少は躊躇しました。でも患者さんのために、まず薬を減らしていこうと思い、納得された方たちから減薬・断薬を指導してきました。すると、薬をやめるだけで、患者さんの顔のくすみが取れ、肌がキレイになり、元気が出てくる方が続出したのです。そして、自分の発する言葉を変えました。不安を煽る言葉より、安心させる言葉のほうが、病気の回復が早いのです、患者さんの笑顔も増えました。

医師のみなさんにはパソコンに向き合い、検査データを眺めるだけではなく、患者さんの顔色、目の輝きを見ることを忘れないでいただきたい。

誰もが医学部に入学したころ、病気に苦しむ患者さんたちを一人でも多く救いたいと思っていたはず。その青雲の志を再認識することが大切です。医師はいつの時代も社会にはなくてはならない存在なのですから。

私が夢想する「未来の医療」

『22世紀・病院がなくなる日』（飛鳥新社）という本があります。ネット上で「eークリニック」を主宰し、健康情報を発信されている岡本裕医師の、小説仕立ての医療提言書です。

内容は一言で言えば、「現代の医師が22世紀にタイムスリップし、その時代の医療を見て驚く」というものです。その未来社会の病院は現代のように巨大で無機質なところではなく、南国のリゾートホテルのような空間。患者さんたちはそこで楽しく運動し、栄養のある食べ物を食べ、気功やヨガをし、音楽や会話を楽しんでいます。白衣を着た医師もおらず、患者さんたちが自分自身で病気を治せるようなシステムが機能しているのです。

また医療が必要な場合でも、西洋医学・漢方・アーユルベーダ（インドの伝統医学）などの医師たちがチームを組んで、患者さんをケアします。しかも病人が少ないため、医療費は無料。平均寿命は110歳。死因の第1位は突然死、つまりピンピンコロリ。

すでに大学病院で何時間も待って3分診療の時代は、過去の遺物と化していました。

非常におもしろい本で、私は無意識のうちに近未来の医療の理想の姿を重ね合わせました。国家予算に匹敵するほどの医療費を投じなければならない社会は、どう考えてもおかしい。病人だらけの社会になってしまうではありませんか。

多くの人がそこに気づき始めたいま、近い将来に必ずや医療界に大変革が起こると確信しています。

おわりに――病院はパワースポットであるべきだ

「病院はパワースポットであるべき」というのが私の持論です。

いま世はパワースポットブーム。神社や聖地、不思議な力の満ちた自然の景観が広がるところなどが、なぜ注目されているかというと、そこが「癒しの場所」だからです。

それに比べて、病院には非常に暗いイメージがあります。どんなに明るく近代的な建物を造ったとしても、目には見えませんが、その空間に、人々の不安や恐怖が発するマイナスのエネルギーが充満しているからです。敏感な方はそれをはっきり感じています。本来、病院は生きるエネルギーを充塡《じゅうてん》する場でなくてはならないのに、そうなっていないのはとても悲しいことです。

病気に悩み、苦しむ人たちが、そこに行くだけで癒され、生きる喜びと希望がわいてくる場所。病院はそんな空間でなければならないと私は考えます。

その理想に少しでも近づきたい思いで、私は日々の診療に努めています。「いつか病院や薬を必要としない時代がくる」と信じて。

最後に、この本を出版するにあたり、出版のきっかけを与えていただいた株式会社ヘルシーパス 田村忠司社長、SBクリエイティブの美野晴代さん、多くのご指導をいただいた元新潟大学医学部名誉教授 故・安保徹先生、さまざまなアドバイスをいただいた多くの医師、治療家、編集者の方々、そしてたくさんのヒントをいただいた多くの患者のみなさまに深く感謝致します。

また、私を支えてくれた妻と家族、クリニックスタッフに深く感謝します。

２０１８年４月吉日

松田史彦

著者略歴

松田史彦（まつだ・ふみひこ）

1962年熊本県生まれ。

1987年、聖マリアンナ医科大学卒業。同年、熊本大学医学部麻酔科入局。

その後、同大学第２内科を経て、1997年に東京女子医科大学附属東洋医学研究所に勤務し、東洋医学と漢方に出合う。

2000年から2003年まで熊本赤十字病院健康管理センター漢方専門外来、2002年から2012年までNTT西日本九州病院（現・くまもと森都総合病院）漢方専門外来を担当。

2007年５月、「松田医院」から21世紀の医療を実践する「医療法人社団 東医会 松田医院 和漢堂」に。アレルギー疾患、免疫異常疾患、がん、こころの病など急増する現代病に日々対応している。

心の持ち方から病気は起こる、「病は気から」であるという本質を患者さんに説き、同時に体の大切さ、ビタミン、ミネラルなど基本の栄養の大切さも説いている。減薬・断薬指導だけでなく心理療法、漢方、鍼灸、栄養療法、矢追インパクト療法など種々の療法を組み合わせ統合医療を実践している。

悩みを抱えた患者さんに真摯に向き合い、「仁」のこころで対応する医院。

■松田医院 和漢堂ホームページ
http://www.matsudaclinic.com/

日本初《にほんはつ》「薬《くすり》やめる科《か》」の医師《いし》が教《おし》える

薬《くすり》の９割《わり》はやめられる

2018年 4月24日　初版第1刷発行
2024年12月19日　初版第6刷発行

著　者　松《まつ》田《だ》史《ふみ》彦《ひこ》
発行者　出井貴完
発行所　SBクリエイティブ株式会社
〒105-0001　東京都港区虎ノ門2-2-1
組　版　株式会社キャップス
印刷・製本　株式会社シナノパブリッシングプレス

本書をお読みになったご意見・ご感想を
下記URL、または左記QRコードよりお寄せください。

https://isbn.sbcr.jp/95570/

落丁本、乱丁本は小社営業部にてお取り替えいたします。定価はカバーに記載されております。本書の内容に関するご質問等は、小社学芸書籍編集部まで必ず書面にてご連絡いただきますようお願いいたします。

ISBN 978-4-7973-9557-0